高等职业教育本科医疗器械类专业规划教材

医用无机非金属材料

（供新材料与应用技术专业用）

主　编　李明利　余　琼

副主编　张　俊

编　者　（以姓氏笔画为序）

朱超挺（浙江药科职业大学）

汤彬彩（上海微密医疗科技有限公司）

李明利（浙江药科职业大学）

李楠楠（浙江药科职业大学）

余　琼（浙江药科职业大学）

张　俊（宁波市镇海区中医医院）

张　敏（浙江药科职业大学）

陈汉强（浙江药科职业大学）

陈晓露（浙江药科职业大学）

胡　彬（浙江药科职业大学）

曹　玲（浙江药科职业大学）

董　晗（浙江省药品信息宣传和发展服务中心）

鲁　瑶（浙江药科职业大学）

詹　旭（浙江药科职业大学）

中国健康传媒集团

中国医药科技出版社

内 容 提 要

本教材是"高等职业教育本科医疗器械类专业规划教材"之一，系根据高等职业教育本科人才培养方案和本套教材编写要求编写而成。全书共包括 7 章内容：医用无机非金属材料概述、生物惰性陶瓷材料、生物活性陶瓷材料、纳米生物陶瓷材料、口腔修复无机非金属材料、骨修复陶瓷材料、无机非金属材料 3D 打印技术。本教材编写结合岗位情景模拟，可增强学生对于应用场景的思考与理解。

本教材主要供高等职业院校新材料与应用技术专业师生教学使用，也可作为相关从业人员的参考用书。

图书在版编目（CIP）数据

医用无机非金属材料/李明利，余琼主编. —北京：中国医药科技出版社，2023.12

高等职业教育本科医疗器械类专业规划教材

ISBN 978 - 7 - 5214 - 4350 - 9

Ⅰ.①医… Ⅱ.①李… ②余… Ⅲ.①无机非金属材料 – 医用高分子材料 – 高等职业教育 – 教材 Ⅳ.①R318.08

中国国家版本馆 CIP 数据核字（2023）第 252277 号

美术编辑 陈君杞
版式设计 友全图文

出版 **中国健康传媒集团**｜中国医药科技出版社
地址 北京市海淀区文慧园北路甲 22 号
邮编 100082
电话 发行：010 – 62227427 邮购：010 – 62236938
网址 www.cmstp.com
规格 889mm × 1194mm $^1/_{16}$
印张 $7\,^3/_4$
字数 216 千字
版次 2024 年 1 月第 1 版
印次 2024 年 1 月第 1 次印刷
印刷 北京金康利印刷有限公司
经销 全国各地新华书店
书号 ISBN 978 – 7 – 5214 – 4350 – 9
定价 **39.00 元**

获取新书信息、投稿、为图书纠错，请扫码联系我们。

医用无机非金属材料与医用金属材料、医用高分子材料是生物医用材料的三大分支。本教材围绕医用无机非金属材料的分类、性能、应用和研究进展对该学科进行概述，意在使初学者花费较少的时间即能掌握该学科基本的知识。

本教材共分为 7 章，第 1 章对医用无机非金属材料进行概述；第 2 章讲解生物惰性陶瓷材料；第 3 章讲解生物活性陶瓷材料；第 4 章讲解纳米生物陶瓷材料的研究进展与应用；第 5 章讲解口腔修复用陶瓷材料；第 6 章讲解骨修复用陶瓷材料；第 7 章讲解无机非金属材料的 3D 打印制备技术。

本教材由多位作者分工完成，第 1 章由余琼、詹旭、曹玲、胡彬撰写，第 2 章由李明利、余琼、朱超挺、李楠楠撰写，第 3 章由李明利、鲁瑶、张敏撰写，第 4 章由余琼、陈晓露、陈汉强撰写，第 5 章由张俊撰写，第 6 章由汤彬彩撰写，第 7 章由董晗撰写。全书由李明利、余琼进行统稿。

本教材主要供高等职业院校新材料与应用技术专业师生教学使用，也可作为相关从业人员的参考用书。

需要指出的是，医用无机非金属材料的研究涉及材料、化学、生物、医学等诸多领域，尽管作者们做了最大努力，但限于水平和经验，书中难免有疏漏与不足之处，敬请各位专家和读者批评指正。

编 者
2023 年 9 月

CONTENTS **目录**

第一章　医用无机非金属材料概述

岗位情景模拟

情景描述　患者，女67岁，因偶然滑倒后大腿根部出现疼痛，家属带至医院拍X线片后，未发现明显骨折和骨裂。回家一周后疼痛加剧，又去医院复查，X线片显示股骨颈骨折。由于患者骨质疏松，医生不建议用骨钉修复，再考虑患者实际年龄，医生建议不采用半髋关节置换，而是实施全髋关节置换术。

人工髋关节置换术，是将人工假体，包含股骨部分和髋臼部分，利用骨水泥和螺丝钉固定在正产的骨质上，以取代病变的关节，重建病人髋关节的正常功能，是一种较成熟可靠的治疗手段。而且每个病人，可以根据自己骨的结构，来选择适合于自己的假体，如果病人存在一些特殊的疾病，还可以做定制化的人工关节假体。

讨论　半髋关节置换和全髋关节置换分别是什么？人工髋关节的结构是怎样的？又是由哪些材料组成的？

第一节　生物医用材料

学习要点

本节概述了生物医用材料的定义、分类和性能特点，并总结了生物医用材料生物相容性评价的步骤。生物学评价可预测生物材料在人体中使用的潜在危害性，并将不安全的风险降低到最低程度，是对生物材料进行风险评估的有效手段。

一、生物医用材料的定义

1. 材料（materials）　泛指一切可用于制造机器、构件、器件和其他产品的物质，是人类赖以生存和发展的物质基础，是国民经济建设、国防建设和人民生活的重要组成部分。

2. 材料科学（materials science）　是研究材料的组织结构、性质、生产流程和使用效能以及它们之间的相互关系的科学。根据材料的研究和应用领域，其包括建筑材料、工程材料、兵器材料、航空材料、生物医用材料等。

3. 生物医用材料（biomedical materials）　有时翻译成生物医学材料，或者简称为生物材料或医用材料，是指用来对生物体进行诊断、治疗、修复或替换其病损组织、器官或增进其功能的材料。它包括一些天然与合成高分子材料、金属和合金材料、陶瓷和碳素材料以及以上材料复合制成的复合材料，目前已经被广泛用于临床医学领域。

生物医用材料是研究人工器官和医疗器械的基础，已成为材料学科的一个重要分支。随着生物技术与材料科学的蓬勃发展，生物材料已成为各国竞相研究和开发的热点之一。当代生物材料正处于实现重大突破的边缘，不远的将来，科学家有可能借助生物材料设计和制造整个人体器官，生物医用材料和制品产业将发展成为世界经济的一个重要支柱产业。

生物体内各种材料、组织和器官均有各自的生物功能，它们共同组合成一个有机体。生物材料中有的是结构材料，包括骨、牙齿等硬组织材料和肌肉、肌腱、皮肤等软组织材料。还有许多功能材料构成的功能部件，如眼球晶状体是由上皮细胞组成薄膜将晶状体蛋白包裹在内而形成的无散射、无吸收、可连续变焦的广角透镜。材料科学、生命科学和生物技术的发展，使得人类在分子水平上去认识材料和机体间的相互作用，构建生物结构和功能，使传统的无生命的材料通过参与生命组织的活动，成为有生命组织的一部分。生物医用材料的发展方向之一是制造能模拟天然生物材料的人工材料，它们可以做生物部件的人工代替物如人工瓣膜、人工关节等，也可以在非医学领域中使用如模拟生物黏合剂、模拟酶、模拟生物膜等。

二、生物医用材料的分类

生物医用材料应用广泛，品种很多，有不同的分类方法。

（一）按生物医用材料的用途进行分类

可将生物医用材料分为骨、牙、关节、肌腱等骨骼 - 肌肉系统修复材料，皮肤、乳房、食道、呼吸道、膀胱等软组织材料，人工心脏瓣膜、血管、心血管内插管等心血管系统材料，血液净化膜和分离膜、气体选择性透过膜、角膜接触镜等医用膜材料，组织粘合剂和缝线材料，药物释放载体材料，临床诊断及生物传感器材料等。

（二）根据生物医用材料在生理环境中的生物化学反应水平进行分类

可将生物医用材料分为惰性生物医用材料、活性生物医用材料、可降解吸收的生物医用材料。这些材料通过长期植入、短期植入、表面修复等的形式分别用于硬组织和软组织的修复与替换。

（三）根据材料的组成和性质进行分类

与工程材料的分类相类似，生物医用材料可以分为生物医用金属材料、生物医用高分子材料、生物医用无机非金属（陶瓷）材料、生物医用复合材料、生物医学衍生材料等五大类。

1. 生物医用金属材料（biomedical metallic materials）　用作生物医用材料的金属或合金，又称外科用金属材料或医用金属材料，目前应用最多的是惰性金属材料。这类材料具有高的机械强度和抗疲劳性能，是临床应用最广泛的承力植入材料。该类材料的应用非常广泛，遍及硬组织、软组织、人工器官和外科辅助器材等各个方面。除了要求它具有良好的力学性能及相关的物理性质外，优良的生物相容性和抗生理腐蚀性也是其必须具备的条件。医用金属材料应用中的主要问题是由于生理环境的腐蚀而造成金属离子向周围组织扩散，一方面会导致材料结构力学性能受损使得植入部件失效，另一方面金属离子也可能对人体导致毒副作用。已经用于临床的医用金属材料主要有纯金属钛、钽、铌、锆以及钴合金（Co－Cr－Ni）、钛合金（Ti－6Al－4V）和不锈钢等，常用于制备人工关节和人工骨等的修复材料。另外，钛形状记忆合金具有形状记忆的特性，常用于矫形外科、心血管外科等。

2. 生物医用高分子材料（biomedical polymer）　医用高分子材料是生物医用材料中发展最早、应用最广泛、用量最大的材料，也是一个正在迅速发展的领域。生物医用高分子材料按来源可分为天然高分子和人工合成高分子两类。该材料除应满足一般的物理、化学性能要求外，还必须具有足够好的生物相容性。医用高分子材料按性质可分为非降解型和可生物降解型两类。对于非降解型医用高分子材料，要求其在生物环境中能长期保持稳定，不发生降解、交联或物理磨损等，并具有良好的物理机械性能。即使不能绝对稳定，但是其本身和少量的降解产物不能对机体产生明显的毒副作用，同时材料不致发生灾难性破坏。该类材料主要用于人体软组织和硬组织修复体、人工器官、人造血管、接触镜、膜材、粘接剂和管腔制品等方面。这类材料主要包括聚乙烯、聚丙烯、聚丙烯酸酯、芳香聚酯、聚硅氧烷、聚甲醛等。可降解型高分子主要包括胶原、线性脂肪族聚酯、甲壳素、纤维素、聚氨基酸、聚乙烯醇、聚己丙酯等。它们可在生物环境作用下发生结构破坏和性能蜕变，其降解产物能通过正常的新陈代谢被机体吸收利用或被排出体外，主要用于药物运送载体及非永久性植入装置。按使用的目的或用途，医用高分子材料还可分为心血管系统、软组织及硬组织等结构的修复材料。用于心血管系统的医用高分子材料应当着重要求其抗凝血性好，不破坏红细胞、血小板，不改变血液中的蛋白及不干扰电解质等。

3. 生物医用无机非金属材料或生物陶瓷（biomedical ceramics）　生物陶瓷化学性质稳定，具有良好的生物相容性。生物陶瓷主要包括两类：一类是惰性生物陶瓷如氧化铝、医用碳素材料等，这类材料具有较高的强度，耐磨性能良好，分子中的键力较强；另一类是生物活性陶瓷如羟基磷灰石和生物活性玻璃等，这类材料具有与生物机体形成稳定的化学键结合或能在生理环境中逐步降解和吸收的特性，因而具有极为广阔的发展前景。

4. 生物医用复合材料（biomedical composites）　又称为生物复合材料，它是由两种或两种以上不同材料复合而成的生物医用材料。与单一材料的性能相比，复合材料的性能有较大程度的提升，主要用于修复或替换人体组织、器官或增进其功能以及人工器官的制造。它除应具有预期的物理化学性质之外，同样必须满足生物相容性的要求。这里不仅要求单一材料自身必须满足生物相容性要求，而且复合之后不允许出现有损材料生物学性能的性质。按基材分，生物复合材料可分为高分子基、金属基和无机非金属基三类。它们既可以作为生物复合材料的基材，又可作为增强体或填料，它们之间的相互搭配或组合形成了大量性能优异的生物医用复合材料。例如，钛合金和聚乙烯组成的假体常用作关节材料；碳－钛复合材料是临床应用良好的人工股骨头。人和动物中绝大多数组织均为复合材料，生物医用复合材料的发展为获得真正仿生的生物材料开辟了广阔的途径。

5. 生物医学衍生材料（biomedical derived materials）　天然生物组织经过特殊处理而形成的生物医学材料，也称为生物再生材料。生物组织可取自同种或异种动物体的组织，特殊处理包括维持组织原有构型而进行的固定、灭菌和消除抗原性的轻微处理，以及拆散原有构型、重建新的物理形态的深度处理。由于经过处理的生物组织已失去生命力，生物衍生材料是无生命力的材料。由于生物衍生材料或是具有类似于自然组织的构型和功能，或是其组成类似于自然组织，其在维持人体动态过程的修复和替换中能够发挥重要作用。生物医学衍生材料目前已经应用在人工心瓣膜、血管修复体、皮肤掩膜、纤维蛋白制品、骨修复体、巩膜修复体、鼻种植体、血浆增强剂和血液透析膜等领域。同样，生物医学衍生材料也可以与人工材料进行复合制备衍生复合材料，如利用生物技术引入一些活体组织、细胞和诱导组织再生的生长因子制备复合材料，可以大大改善人工材料的生物学性能，并可使其具有药物治疗功能，已成为生物医用材料的一个十分重要的发展方向，如合成高分子与生物高分子（酶、抗原、抗体和激素等）结合可以制作生物传感器。

三、生物医用材料的特性要求

生物材料应用广泛，增长迅速。由于生物医用材料直接用于人体或与人体健康密切相关，相比于普通工程应用的材料，生物医用材料的特性有更加严格的要求。

（1）无毒性，不致癌，不致畸，不引起人体细胞的突发和组织细胞的反应。

（2）与人体组织相容性好，具有良好的血液相容性和组织相容性。不引起中毒、溶血凝血、发热和过敏等现象。

（3）化学性质稳定，抗体液、血液及酶的作用。

（4）耐生物老化。对长期植入的材料，生物稳定性要好；对于暂时植入的材料，要求在确定时间内降解为可被人体吸收或代谢的无毒单体或片断。

（5）具有与天然组织相适应的物理机械特性。

四、生物材料的生物相容性评价

（一）必要性

生物医用材料与生物体直接接触，这一特性决定了必须进行生物学评价表征。所谓生物医用材料的生物学评价，是指进入临床前将预期应用于人体的天然或人工合成材料进行体外模拟生物学试验、动物体内植入试验以及对该材料最终应用于人体的风险性进行安全性评估。

生物学评价可预测生物材料在人体中使用的潜在危害性，并将不安全的风险降低到最低程度，是对生物材料进行风险评估的有效手段。

（二）评价内容

生物医用材料的生物学评价主要包括对现有信息的分析、生物学试验及对结果的综合判断，其中生物学试验是生物学评价的主体。通过生物学试验，主要考察生物医用材料对人体宿主的生物反应，即局部组织反应、血液反应、免疫反应和全身反应。根据国际标准化组织的文件（ISO 10993）和我国《医疗器械生物学评价》的标准（GB/T 16886 系列）进行评价试验。基本评价试验包括细胞毒性试验、致敏试验、皮肤、眼、黏膜等刺激或皮内反应试验，经口、吸入、皮肤、静脉、腹膜内途径等急性全身毒性试验或热原试验，经口、吸入、皮肤、静脉、腹膜内途径等亚慢性毒性试验，对DNA 影响、染色体结构和基因突变等三个水平的遗传毒性试验，皮下、肌肉和骨等植入试验，溶血、凝血、血小板、血栓形成、出凝血时间等的血液相容性试验。补充评价试验包括慢性毒性试验、致癌性试验、生殖和发育毒性试验、生物降解试验。以上所有试验均需根据产品自身的特点，以及与人体接触的时间和部位而有所选择。对生物医用材料来说，只有合理并正确地进行评价，才能做出相对科学的评价结果。

生物学评价应由具有资质的专业技术人员进行，在进行生物学评价时，首先应根据其用途进行分类，根据分类确定风险级别，从而进行危害识别。由于器械的原材料、配方、加工工艺、包装运输、老化都可能对最终产品的生物相容性有所影响，故而评价内容应包括但不限于器械的设计结构、材料构成、预期用途、生产工艺、包装材料、物理特性、化学表征、降解产物、临床使用数据、毒理学数据等。

医疗器械既要考虑每一个组成的材料和组件，也要考虑整体，需要做多方面的考量。从器械使用周期上来看，需要考虑器械与人体接触后在短期和长期的不同作用，短期毒性如急性全身毒性、刺激、溶血、细胞毒性；长期毒性如亚慢性、慢性全身毒，遗传毒性，致癌致畸等。同时，评价也需要涵盖器械使用的全生命周期，对器械或其材料在生命周期过程中发生的状态变化进行全面的考量，如原位发生聚合或生物降解，则应考虑该产品因可能发生的组分变化所产生的风险。循环使用器械，即使每次使用周期较短，也需要结合该类器械最大循环使用量，从严进行评价。在评价接触程度上，也需要考虑器械作为一个整体与人体接触时，对局部组织和全身作用，如植入类产品，既要有针对性地考虑植入物对局部组织产生的作用，也要综合考虑植入后对全身的毒性作用。

如有充足可证实的安全使用数据，材料可不必进行生物学试验；如果需要进行试验，应按照风险评定的要求选择所需试验项目，并且在进行体内试验前，先行进行体外试验的筛选。

（三）步骤

生物学评价作为风险管理的组成部分，需要遵循以下的评价思路，其过程分为以下几步。

1. 根据器械或材料的配方、研究和使用历史以及预期临床用途、临床前研究、临床数据、毒理学数据、器械的风险级别，评价应收集的材料安全信息。

2. 收集器械或材料的理化信息。化学表征包括了解材料及其替代材料的表征、材料的危害识别、生产过程（加工助剂或添加剂）识别、对化学物降解释放物质的识别、人体预估的接触量识别及其他安全数据等，通过化学表征的识别，可以提示在后续毒理评价的关注重点以及对试验中使用剂量的设计提供依据。物理特性主要指物理形态的信息，包括材料表面几何形态、多孔性、表面质地、磨损微粒等。如器械中所含材料、化学物及其加工过程已有明确的安全应用史且物理学特性无改变，可不必要开展进一步的表征和评价。

3. 收集生物安全信息。器械的生物安全信息包括材料或化合物的毒理学数据、可沥滤化学物潜在毒性数据、历史使用信息、安全性试验数据等。如已具有充足的毒理学数据，结合器械的风险级别，其溶出物和可沥滤物均有足够的安全限度，可不必再进行试验。

4. 在收集现有信息的基础上，将收集到的信息与进行生物学评价所需要的数据信息进行对比分析，决定是否进行进一步的补充试验。试验宜遵循先理化试验，后体外试验，最后体内试验这一递进方法。

5. 进行生物学试验。当认为进行医疗器械生物学试验有必要时，根据前期对产品信息的分析，选择合理的生物学试验项目进行测试。

6. 结合收集信息及补充的实验结果，进行总体的评定。

五、生物医用材料的发展前景

人口老龄化进程的加速和人类对健康与长寿的追求，激发了对生物医用材料的需求。随着创伤的增多、疑难疾病的增加以及高新技术的发展，近年来生物医用材料发展迅猛。人们生活节奏的加快、活动空间的扩展和饮食结构的变化等因素，使创伤成为一个严重的社会问题。在全球，心脑血管疾病、各种癌症、艾滋病、糖尿病、老年痴呆症等发病率逐年增加，需要大量用于诊断、治疗、修复或替换的生物材料。

随着生物技术的发展，不同领域的科学家进行了广泛合作，从而使制造具有完全生物功能的人工器官展示出美好的前景。人体组织和器官的修复，将从简单的利用器械机械固定发展到再生和重建有生命的人体组织和器官；从短寿命的组织和器官的修复发展至永久性的修复和替换。这一医学革命，对生命力学和材料等相关学科的发展提出了诸多需求，对生物医用材料的发展起到了重要的推动作用。

第二节　无机非金属材料的结构与性能

📖 **学习要点** --

　　本节讲解了无机非金属材料即陶瓷材料的结构及性能，分析了材料结构与性能的关系。无机非金属材料是由共价键或离子键结合，含有金属与非金属元素的复杂化合物和固溶体，其显微组织由晶体相、玻璃相和气相组成。相比于高分子材料和金属材料，陶瓷材料硬度大、化学稳定性好，但往往韧性较差，不易加工。

一、无机非金属（陶瓷）材料的含义

　　学科研究上，一般对材料从结构和组成上进行分类，分为金属材料、高分子材料和无机非金属材料三大类。无机非金属材料也常被称作陶瓷材料，包括陶器和瓷器，也包括玻璃、水泥、石灰、石膏和搪瓷等。由于这些材料都是用天然的硅酸盐矿物（即含 SiO_2 的化合物）如黏土、石灰石、长石、硅砂等原料生产的，所以陶瓷材料也称硅酸盐材料。由于近代材料科学的飞速发展，许多新型陶瓷材料的成分远远超出硅酸盐的范畴，更科学的称谓应是无机非金属材料。现代的无机非金属材料已广泛应用在国防、宇航、交通、电气等各工业领域，与高分子材料、金属材料并列为三大工程材料。在本书中，尊重学科的习惯称谓，将无机非金属材料等同于陶瓷材料。

　　陶瓷是指用天然或人工合成的粉状化合物经过成型和高温烧结制成的由无机化合物构成的多晶固体材料。通常，陶瓷可分为传统陶瓷（普通陶瓷）和近代陶瓷（特种陶瓷）。传统陶瓷是以由构成地壳的硅、铝、氧三种主要元素形成的天然硅酸盐矿物如黏土、长石、硅石等为主要原料，经过粉碎、成型和烧结而制成的材料，主要用作日用、建筑、卫生以及工业上应用的耐压、耐酸、过滤等的陶瓷。特种陶瓷是采用人工合成材料，如氧化物、氮化物、硅化物、碳化物和硼化物等经过粉碎、成型和烧结而制成的陶瓷。这类陶瓷也已经在化工、冶金、机械、电子等工业领域发挥了重要作用。为区别于传统硅酸盐陶瓷，特种陶瓷也常被称为"新型陶瓷"（new ceramics）或"精细陶瓷"（fine ceramics）。

二、陶瓷材料的制备

　　不同类型的陶瓷制品其制备过程不尽相同，但是一般都经历原料制备、成型和烧结三个阶段。

　　1. 原料制备　原料的特性直接影响成型性能并最终影响陶瓷制品的使用性能，因此通过加工制备性能优良的粉体原料是获得性能优良陶瓷制品的前提。如为了控制制品的晶粒大小，要将原料粉碎，研磨达到一定粒度。为了控制制品的使用性能，要按一定配比进行配料，原料要去除杂质以达到一定的纯度等。再根据选择的成型工艺，将原料加工制备成粉料、浆料或膏料。

　　2. 成型　陶瓷制品的成型，可以采用不同的方法。可以通过手工或机械挤压、车削，使可塑泥团成型；可以将含有一定水分和添加剂的粉料，在模具中用较高的压力压制成型；也可以将浆料注入模具成型，这种成型方法常用于制造形状复杂、精度要求不高的日用陶瓷和建筑陶瓷。没有烧结的陶瓷坯料是许多固体颗粒的堆积，具有一定的强度。因此，成型以后的陶瓷制品经初步干燥后，可涂釉或进行初步加工，加工后的陶瓷坯体经烧结后获得致密的陶瓷制品。

　　3. 烧结　不同陶瓷制品烧结温度不同，一般需经历 1000℃以上的高温，有时候为了降低烧结温度，需要加入一定比例的烧结助剂，这些助剂在较低温度下熔化成液相，能够实现陶瓷在较低温度下烧结致密。烧结的升温速率、保温时间以及降温速率等都会一定程度上影响最终陶瓷材料的性能。

三、陶瓷的结构组成

陶瓷的结构组成比较复杂。一般来说，陶瓷是一种多晶材料，显微组织由晶相、玻璃相和气相组成。主体是晶相，玻璃相和气相主要分布在晶界上，由于各相的相对含量变化很大，分布也不均匀，各相的组成、结构、数量、几何形状及分布状况直接影响陶瓷材料的性能。

1. 晶相　是陶瓷的主要组成相，它由许多不同取向的小晶粒聚集而成，形成具有一定规则的几何外形。陶瓷材料除了主晶相外，还有次晶相、第三晶相等。晶相的种类、占比与原料的化学组分和工艺有关。一般来说，陶瓷材料的主晶相决定陶瓷的力学、物理、化学性能。例如，由离子键结合的氧化铝晶体，具有机械强度高、耐高温、抗腐蚀等优良性能。而通过掺杂等手段引入的次晶相也可以对陶瓷材料的性能产生重要影响。

2. 玻璃相　是一种非晶态的低熔点的固体相。除了陶瓷的釉层是玻璃相外，陶瓷的添加剂和混入的杂质在烧成时也常常形成玻璃相。玻璃相的作用主要是黏结分散的晶相、填充气孔、降低烧成温度等。在新型陶瓷中，它常作为基质或填充相而存在于晶界之中，有时仅以一种过渡相存在，在冷却过程中通过结晶析出最终又转化为晶相。

3. 气相　是指陶瓷孔隙中的气体。陶瓷材料中存在的气孔是在工艺过程中不可避免形成并保留下来的，一般占体积的 $5\% \sim 10\%$。气孔分为开口气孔和闭口气孔两种。开口气孔在生胚烧成时大多数可以排出，如果烧成后仍有开口气孔，会降低陶瓷的力学性能。闭口气孔一般存在于陶瓷的组织之中，常常是产生裂纹的原因，使材料的强度降低。陶瓷材料的气孔量用气孔率来表示，气孔率是衡量陶瓷材料的重要标志，而气孔又是应力集中的地方，即在应力的作用下，材料中的气孔易在应力的作用下发生应力集中形成裂纹，从而使得陶瓷材料的机械强度降低。由于气孔的存在，陶瓷材料的介电损耗增大，抗电击穿能力降低，这对电介质材料来说非常不利。如果陶瓷材料作隔热材料，气孔的存在可以降低热导率，提高隔热性能。总之，陶瓷材料气孔的数量、大小、分布情况均可影响其性能，针对不同的应用领域，可以通过调节其微结构组成以满足不同的性能要求。

四、陶瓷的晶体结构表示方法

由于晶体相构成陶瓷的主体结构，一般用陶瓷晶体的结构类型来表征陶瓷的结构。为方便起见，可以用 A_mX_n 进行简化表示，示例见表 $1-1$。A 代表金属元素；X 代表非金属元素；m 和 n 取整数。最简单的陶瓷化合物具有数量相等的金属离子和非金属离子，即 AX 型陶瓷晶体。它们可以是离子型化合物（如 NaCl），也可以是共价型化合物（如 ZnS）。AX 化合物的特征是，A 金属原子只能直接与相邻的 X 非金属原子配位，且 X 原子也只有 A 原子作为第一邻居，所以 A 离子和 X 离子是高度有序的。由于 A 离子和 X 离子的半径比率不同，AX 化合物有三种不同的结构。如果正负离子的半径比率基本相同，或者 $R_a/R_x > 0.732$，则为简单立方结构，如 CsCl 结构，A 原子（或离子）位于 8 个 X 原子的中心。如果离子的半径比率差别较大，则呈现出面心立方体结构，如 NaCl、KCl、LiF、MgO、CaO、MnO 等化合物，这类结构以阴离子为面心立方点阵，阳离子位于其晶胞和棱边的中心。也可以非立方结构的形式存在，如 ZnS、FeS、ZnO 等，其结构原子排列比较复杂，形成硬而脆的陶瓷材料。

表 1-1　A_mX_n 结构

化合物	A (或 X) 晶格	配位数	位置填满	最小值 R_a/R_x	其他化合物
CsCl	BCC	8	全部	0.732	CsBr
NaCl	FCC	6	全部	0.414	MgO、MnS
ZnS	FCC	4	1/2	0.225	CdS、ZnO
Al_2O_3	HCP	6	2/3	0.414	Cr_2O_3、Fe_2O_3

当陶瓷化合物的金属离子和非金属离子数量不相等时，构成萤石（CaF_2）型结构或刚玉（Al_2O_3）型结构。萤石型结构中的金属原子具有面心立方点阵结构，非金属原子占据所有四面体间隙位置。萤石结构的氧化物有 CeO_2、PrO_2、ZrO_2（图 1-1）。其特点是金属离子半径大于氧离子半径，金属离子呈面心立方体或密排六方结构，小的氧离子填充间隙之中。反之，如果金属离子比氧离子小，氧离子构成面心立方骨架，小的金属离子则填满四面体间隙，形成逆萤石型结构。逆萤石结构的氧化物有 Li_2O、Na_2O、K_2O 等。刚玉型结构的氧离子数量多于金属离子时，氧离子具有密排六方的排列，阳离子占据八面体间隙的 2/3，并未填满间隙，具有这种结构的氧化物有 Fe_2O_3、Cr_2O_3、Ti_2O_3 等（图 1-2）。

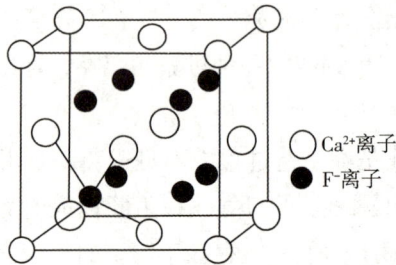

图 1-1　萤石的点阵结构

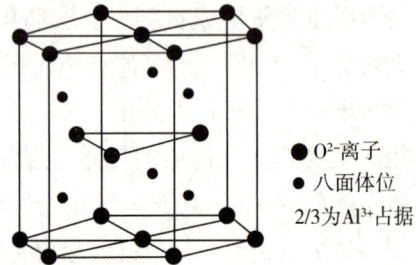

图 1-2　刚玉的点阵结构

五、陶瓷的物理性能

陶瓷材料一般是复杂的化合物和固溶体，其性能主要由其组成和显微结构决定，即晶粒、晶界、气孔或裂纹等。主体是由金属与非金属元素形成的由共价键或离子键结合的晶体结构，因此其强度、硬度、弹性模量、耐磨性、耐蚀性和耐热性要优于金属。但陶瓷的最大缺点是韧性差，脆性极大，抵抗内部裂纹扩展能力很低，容易发生脆性断裂。陶瓷晶粒尺寸的大小对力学性能产生很大的影响，小尺寸晶粒的存在，可以使材料的强度和韧性有很大提高。一般来说，提高晶界相比例有利于提高陶瓷材料的韧性。减小气孔，有利于提高陶瓷的强度，但为了提高陶瓷的隔热性，有时候适当增加气孔含量也是必要的。

（一）陶瓷材料的弹性变形

陶瓷材料在静拉伸载荷下，可产生弹性变形。陶瓷材料的弹性模量很大，一般比金属高出 1~2 个数量级。这是因为陶瓷材料由离子键和共价键组成，其键能高于金属键。碳化物陶瓷的弹性模量最高，氧化物陶瓷的弹性模量是陶瓷中相对最低的，而氮化物和硼化物陶瓷的弹性模量介于碳化物和氧化物之间。陶瓷材料的弹性模量不仅和结合键有关，还与构成陶瓷材料的种类、比例、分布、气孔率和加工工艺等因素密切相关，尤其是陶瓷的工艺过程对陶瓷材料的弹性模量有着很重要的影响，如当温度升高时，陶瓷的弹性模量降低。陶瓷中的气孔率与弹性模量成反比关系，随着气孔率的增多，弹性模量逐渐降低。

（二）陶瓷材料的塑性变形与蠕变

陶瓷材料属于脆性材料，主要由共价键或离子键组成。共价键有明显的方向性和饱和性，离子键的同号离子接近时斥力很大，故表现为陶瓷材料的滑移系数非常小，一般不容易滑移；而且大部分陶瓷的晶体结构复杂，难以满足滑移的条件，如果一旦产生滑移，则表明材料在滑移前已发生了断裂；另外，在陶瓷中位错也不易形成，因此大多数陶瓷材料在室温下几乎不能产生塑性变形，这是陶瓷材料力学行为最大的特点。而在高温下，陶瓷材料受恒定应力长时间作用时会发生缓慢的塑性变形，这样的变形称为蠕变。影响蠕变的因素很多，主要有温度、应力、时间、晶粒尺寸、气孔率、相分布、晶体结构、晶体缺陷等。高温蠕变是陶瓷力学性能失效的主要原因之一。

（三）陶瓷材料的强度和断裂

陶瓷的结合键和晶体结构决定了陶瓷材料具有很高的抗压强度，但抗拉强度和剪切强度却很低。陶瓷的实际断裂强度比理论断裂强度小得多，一般差 2 或 3 个数量级，主要原因是材料内部存在许多不同大小、形状和分布的裂纹，其塑性变形的能力又极低，对小裂缝非常敏感，易产生应力集中，使裂纹快速扩展，最终发生脆性断裂。例如，裂纹的长度为 C，应力集中系数可根据 Griffith 公式得到：

$$\frac{\sigma_c}{\sigma} = 2\sqrt{\frac{C}{r}}$$

式中，σ 为垂直作用于此裂纹的平均应力；r 为裂纹尖端处的曲率半径；C 为裂纹长度。因为裂纹尖端处的曲率半径 r 很小，引入 C 裂纹长度计算，得到的应力集中系数（σ_c/σ）为 100 甚至 1000 以上，这样即便 σ 很小，计算所得的 σ_c 数值也很大，这就是为什么脆性材料的实际断裂强度远低于他们的理论断裂强度。对裂纹的敏感性突出表现在拉伸过程中，裂纹处可产生应力集中，从而导致材料的破坏；而在压缩过程中，对裂纹的敏感性较低，同时在压应力的作用下，裂纹或微孔均能闭合，所以陶瓷材料的抗压强度远高于它们的抗拉强度。

（四）陶瓷材料的硬度

硬度是指固体材料的软硬程度，具体指固体材料表面被破坏的难易程度。陶瓷材料的硬度一般很高，其莫氏硬度表如下所示。与硬度最高的共价键晶体金刚石相比较，按硬度大小顺序分为 10 级或 15级（表 1-2），以此反映材料硬度的相对大小，进而反映材料抗破坏能力。

表 1-2　莫氏硬度分级

材料	10 级	15 级	材料	10 级	15 级	材料	10 级	15 级
滑石	1	1	正长石	6	6	熔融氧化锆		11
石膏	2	2	SiO$_2$ 玻璃		7	刚玉	9	12
方解石	3	3	石英	7	8	碳化硅		13
萤石	4	4	黄玉	8	9	碳化硼		14
磷灰石	5	5	石榴石		10	金刚石	10	15

（五）热性能

陶瓷材料一般具有高熔点（大多在 2000℃以上）、极好的化学稳定性和很强的抗氧化性。陶瓷材料的热容量随着温度的升高而增加，且在温度低于德拜温度时与 T^3 成正比关系，温度高于德拜温度时趋于常数 25J/（mol·K）。

陶瓷材料的热膨胀系数一般都很小，为 $10^{-5} \sim 10^{-6}$/K 陶瓷材料的热膨胀系数主要取决于材料的结构和结合键强度。对于组成相同但结构不同的物质，通常是结构紧密的晶体膨胀系数较大，非晶体的玻璃则膨胀系数较小（如多晶石英 $\alpha = 12 \times 10^{-6}/K$；石英玻璃 $\alpha = 0.5 \times 10^{-6}/K$）；结合键强度高的材料的热膨胀系数都很小。

在陶瓷材料中，由于自由电子少，主要通过晶格的振动导热，所以导热系数一般较小。实验表明，在低温下热导率低的材料，高温时热导率增大；低温下导热率高的材料，高温时热导率反而下降。

六、常用工业陶瓷的种类及应用

陶瓷的共同特点是：硬度高，抗压强度大，耐高温，耐磨损，耐腐蚀和抗氧化性能好。但是，陶瓷性脆，没有延展性，经不起碰撞和急冷急热。常用的工程陶瓷材料大致有以下几类。

（一）黏土类陶瓷

包括日用陶瓷、绝缘用陶瓷、耐酸瓷。特点是质地坚硬、耐腐蚀、不导电，能耐一定高温。加工成型性好，成本低，但强度较低，耐高温性能差。多用于电气、化工、建筑、纺织等行业，如化工中耐酸、碱容器、反应塔、管道；电气工业中作为绝缘和机械支持的构件，如绝缘子等。

（二）氧化铝陶瓷（Al_2O_3）

包括刚玉瓷、刚玉－莫来石陶瓷、莫来石陶瓷。特点是强度比黏土类陶瓷高 $2 \sim 3$ 倍，硬度仅次于金刚石、碳化硼、立方氮化硼和碳化硅，能耐高温，可在 1500℃ 下工作，具有优良的电绝缘性和耐蚀性。缺点是脆性大，抗急冷急热性差。常用作高温容器和盛装熔融的铁、钴、镍等的坩埚，测温热电偶的绝缘套管、内燃机火花塞、切削高硬材料的刀具等。

（三）氮化硅陶瓷（Si_3N_4）

包括热压烧结氮化硅陶瓷、反应烧结氮化硅陶瓷等。特点是具有良好的化学稳定性，除氢氟酸外，能耐各种无机酸（如盐酸、硼酸、硫酸、磷酸和王水等），硬度高，有良好的耐磨性，优异的电绝缘性能和抗急冷急热性能。反应烧结氮化硅瓷常用于耐磨、耐蚀、耐高温、绝缘的零件，如各种泵的密封件、高温轴承、输送铝液的电液泵管道、阀门、燃气轮机叶片等。热压氮化硅瓷的力学性能比反应烧结氮化硅瓷好。常用于形状简单的制品，如刀具、高温轴承、转子发动机中的刮片。

（四）氮化硼陶瓷（BN）

包括六方氮化硼陶瓷和立方氮化硼陶瓷。特点是具有良好耐热性、抗急冷急热性能。热导率与不锈钢相当，热稳定性好，且具有良好的绝缘性和化学稳定性。六方氮化硼陶瓷因硬度低可进行切削加工，用作高温轴承，玻璃制品的成型模具；立方氮化硼陶瓷常用作磨料和刀具。

第三节　生物医用陶瓷材料的分类与应用

📖 **学习要点** ---

本节讲解了生物陶瓷材料的分类，并总结了生物陶瓷材料在人体关节、骨缺损、药理材料等领域的应用现状。

生物医用陶瓷材料具有高硬度、高强度、耐高温、耐腐蚀等优异性能，在医学骨替代品、植入物、齿科和矫形假体领域有着广泛的应用。

一、生物陶瓷的分类

根据植入物与受体骨组织界面所发生组织反应的类型，可以将生物陶瓷分为三类。

1. 惰性生物陶瓷　无生物活性，植入后与骨组织之间形成纤维膜，易松动脱落。临床上得到广泛应用的是氧化铝，可用作人工髋关节假体部件。有些惰性生物陶瓷可以做成多孔结构，如多孔多晶氧化铝材料虽然呈生物惰性，但在骨组织长入其孔隙时却能形成高机械稳定性的结合。

2. 活性生物陶瓷　典型的活性生物陶瓷有生物活性玻璃、玻璃陶瓷和羟基磷灰石（HAP）等，其化学组成与人体骨组织相近，可借助化学键直接与骨结合，即具有生物活性。目前应用最多的是 HAP。人骨无机质的主要成分是 HAP，它使骨具有抗压强度，是骨组织的主要承力者，人工合成的 HAP 是十分重要的骨修复材料，其组成性质与生物硬组织的 HAP 极为相似，并具有良好的生物相容性，可与自然骨形成强的骨键合，一旦细胞附着、伸展，即可产生骨基质胶原，以后进一步矿化形成骨组织。

3. 可吸收生物陶瓷　可吸收生物陶瓷在宿主体内逐渐吸收而被形成的新骨替代，主要指以磷酸三钙（TCP）为代表的磷灰石（AP）体系。现多用 TCP 作为载体复合各种生物活性因子使用，可发挥骨传导与骨诱导的双重作用。

二、生物陶瓷的应用

生物陶瓷材料由于其无毒、良好的生物相容性、耐腐蚀等优点，特别是生物体内可吸收的与骨组织生物相容性好的磷酸钙系无机材料，越来越受到重视。近年来，生物陶瓷材料的研究与应用在临床治疗上不断取得突破。人体是由诸多组织与器官组成的，当其中一部分由于病变、老化或意外事故而丧失功能时，为取代与修补此类器官与组织的功能，并能够与身体组织及体液连接使用，这就需要用到生物陶瓷材料。近年来，生物陶瓷在义齿材料、人工关节、骨骼修复、骨水泥、药理功能与治疗癌症方面都有许多新的进展，有的已成功应用于临床治疗，并取得了显著疗效。

1. 用作骨骼修复的陶瓷材料　高纯度、高密度烧结氧化铝陶瓷具有较高的强度且比金属更耐磨，可以用于制备人工股关节头。而部分烧结氧化锆陶瓷比氧化铝陶瓷显示出更高的机械强度与抗破坏韧性，现在氧化锆陶瓷关节头已被用于临床治疗。氧化锆陶瓷制骨头比氧化铝陶瓷骨头具有更高的耐磨耗特性，其应用领域也在不断扩大。尤其是采用 CAD/CAM（计算机辅助设计/计算机辅助制作）方法设计人工骨后，可以实现陶瓷烧成前的精密成型。生物陶瓷材料与信息技术融合一起，在医学范围的应用将更加广泛。被埋植入人体骨缺损部位的人工材料，一般表现为被纤维性覆盖膜包围，而与周围骨骼相隔离，即呈现生物惰性。而 $Na_2O - CaO - SiO_2 - P_2O_5$ 系的生物玻璃及羟基磷灰石、磷灰石、硅灰石的晶体玻璃材料却能显示出不同程度的生物活性。可用作人工耳小骨节，也可用于牙周病而失去的骨组织的修复。

2. 用作口腔修复的陶瓷材料　牙齿的牙釉质和牙本质本身就属于陶瓷材料，因此使用生物陶瓷材料对牙缺损进行修复，不仅能够实现牙齿的功能性，其外观也比金属更加符合牙齿的美学特性。目前最常用的全瓷齿冠材料是二氧化锆陶瓷，其硬度、韧性、透光性等可以通过适当添加不同组分以获得与牙齿相匹配的性能。

3. 骨水泥陶瓷材料　将生物陶瓷粉末与液体混合，在空气中放置几分钟后呈现膏状，经凝固与周围骨骼结合在一起，且呈现类似骨骼的力学性能，这种聚合物状陶瓷人工骨可以用于手术现场，仅使用注射器即可注入人体内，无须手术就可治愈骨骼缺损部位。此种生物活性陶瓷聚合材料的制备方法大致分为两种：其一是将磷酸钙与生物体活性玻璃粉末和有机高分子、单体混合；其二是将同一种粉末与无机磷酸盐水溶液混合。固体中的大部分材料在12小时内转化为类骨磷灰石，并能够与周围骨骼相结合，可长期用作骨骼替代材料。

4. 具有药理功能的陶瓷材料　目前，促进失去组织的再生或修复组织再生的医疗工程学，以及依靠体外组织培养、再造脏器官的组织工程学等学科，备受人们关注。其中作为帮助生物体组织再生的基础陶瓷材料，可以促进骨形成及骨吸收、缓和药理功能。可以将锌元素引入磷酸钙中，使骨芽细胞活性化，促进骨形成。此外，也可以将羟基磷灰石烧结体置于直流电场中，获得分极羟基磷灰石，将分极羟基磷灰石埋入生物体内时，就可以在局部电场下对生物体组织长期起作用。分极羟基磷灰石可以促进类骨磷灰石在负电荷被诱发的表面上生成，而在正电荷被诱发的表面受到抑制。

5. 用于癌症治疗的陶瓷材料　近年来，陶瓷材料治疗癌症引起人们的关注。在此之前，治疗癌症往往采用外科手术与化学疗法。采用外科手术时，许多器官一经被切除就失去功能；化学疗法存在的问题是尚未研制出只会有效杀死癌细胞的抗癌药剂。癌肿瘤部位因供氧欠缺而不耐热，癌细胞在温度达到43℃时即死亡，但正常人体的健康细胞直到加热到48℃亦能健康生存。因此，利用正常细胞与癌细胞之间的耐热差别，将癌细胞部位加热到43℃附近的温热疗法，作为有效的治癌疗法备受注目。而研究癌症温热治疗材料，合成出一种在交流磁场下发热的、含有摆渡磁体的晶体玻璃陶瓷材料，将其用于治疗癌症的研究，已经出现许多成果。

总之，生物陶瓷材料不仅可以挽救人的生命，而且在完善提高生活质量与丰富人类生活方面都有重要作用。与生物体有关的陶瓷材料的研究不仅包括生物体材料，也应包括生命感知、生物反应、生物工程等利用的材料，以及模拟生物体内反应的仿生材料法等形成的新型高性能陶瓷材料的合成等。

> 🖉 **知识链接**
>
> 　　癌症治疗主要包括手术治疗、放射治疗、化疗治疗、分子靶向治疗和免疫治疗等。分子靶向治疗是指在细胞分子水平上，对致癌细胞进行针对性的治疗，其中致癌位点可以是细胞内部的一个蛋白分子，也可以是一个基因片段。根据患者的实际情况来设计相应的治疗药物，药物进入人体会特意选择致癌位点进行结合而发生作用，使癌症细胞死亡，并且不会波及到其他部位的正常细胞。

目标检测

答案解析

一、不定项选择题（每题至少有一个正确答案）

1. 下列有关生物医用材料的说法，正确的是（　　）

　　A. 它是指用来对生物体进行诊断、治疗、修复或替换其病损组织、器官或增进其功能的材料

　　B. 它包括一些天然与合成高分子材料、金属和合金材料、陶瓷和碳素材料以及以上材料复合制成的复合材料

　　C. 它直接作用于人体，与人体发生药理作用

　　D. 目前已经被广泛用于临床医学领域

2. 根据生物医用材料在生理环境中的生物化学反应水平进行分类，可将其分为（　　）

　　A. 惰性生物医用材料　　　　　　　　　　B. 活性生物医用材料

C. 可降解吸收的生物医用材料
D. 植入材料

3. 根据材料的组成和性质进行分类，生物医用材料可以分为（　　）

A. 生物医用金属材料
B. 生物医用高分子材料

C. 生物医用无机非金属（陶瓷）材料
D. 生物医用复合材料

E. 生物医学衍生材料

4. 由于生物医用材料直接用于人体或与人体健康密切相关，相比于普通工程应用的材料，生物医用材料的特性要求更加严格，关于其特性要求，说法正确的有（　　）

A. 无毒性，不致癌，不致畸，不引起人体细胞的突发和组织细胞的反应

B. 与人体组织相容性好，具有良好的血液相容性和组织相容性

C. 化学性质稳定，抗体液、血液及酶的作用

D. 耐生物老化

E. 具有与天然组织相适应的物理机械特性

5. 陶瓷是一种多晶材料，其显微组织一般包括（　　）

A. 晶相
B. 玻璃相
C. 杂质
D. 气相

6. 根据植入物与受体骨组织界面所发生组织反应的类型，可以将生物陶瓷分为（　　）

A. 天然生物陶瓷
B. 惰性生物陶瓷

C. 活性生物陶瓷
D. 可吸收生物陶瓷

二、思考题

简述生物医用陶瓷材料目前的应用情况。

书网融合……

本章小结

第二章　生物惰性陶瓷材料

学习目标

1. 掌握生物惰性陶瓷材料的性能特点。
2. 熟悉典型生物惰性陶瓷材料的结构和应用。
3. 了解生物惰性陶瓷材料的发展和研究现状。
4. 学会生物惰性陶瓷材料的制备工艺和增韧技术。
5. 培养"厚药德、明药规、强药技、懂智造、接国际"的高素质医药类技术技能人才

岗位情景模拟

情景描述　一日，李某在用新买的水果刀削苹果时发现刀口锋利，非常好用，仔细观察，刀片没有金属光泽，看起来跟餐具的色泽很像。出于好奇，他往灶台上轻轻一摔，刀片磕在了凸出的洗碗池边缘，一下断成了两截。上网一查，这原来是一把陶瓷水果刀，它不仅硬度高、耐磨还不会生锈，清洁起来也很方便，不容易滋生细菌。但它的缺点也是显而易见的，它不像金属那样具有优良的韧性，不好加工而且一摔就碎。

讨论　陶瓷材料为什么会这么脆？怎样才能提高陶瓷的韧性呢？

第一节　氧化铝生物陶瓷

学习要点

本节讲解了氧化铝生物陶瓷的制备方法、性能特点和应用。氧化铝陶瓷具有耐高温、高强度、高硬度、高绝缘性等优良性能，在体内不释放可溶性化合物及有害离子，也不引起毒性反应，已经被应用于人工关节、齿根、骨钉等医用领域。

一、概述

氧化铝（Al_2O_3）也称刚玉，具有多种结晶形态。当含有一定量铬元素时，氧化铝晶体呈红色，就是俗称的红宝石，而含有一定量铁元素的刚玉就是俗称的蓝宝石。作为陶瓷家族中的典型代表，氧化铝具有良好的电、热绝缘性能和高温下的化学稳定性。氧化铝在工业上的应用非常广泛，如刀具、耐酸阀门、坩埚以及航天飞机外部的瓦片等，同时也是最早应用在生物医用领域的陶瓷材料之一。

1969 年首次将氧化铝陶瓷用于制备关节头和髋臼内衬。刚开始应用时，由于结构设计、材料本身缺陷等的问题，出现了一定数量的植入体失效等不良事件。随后针对植入目的，对结构设计进行了优化，通过消除裂纹、改善晶粒尺寸及分布提高了材料的性能。现阶段，通过热等静压等工艺有效地降低

了氧化铝陶瓷孔隙率，提高了致密度，极大地提高了材料的性能。目前的医用氧化铝陶瓷主要为 $\alpha - Al_2O_3$ 单相陶瓷。表 2 - 1 列出了医用氧化铝陶瓷的主要参数。

表 2 - 1　医用氧化铝陶瓷的主要参数

化学组成	(99.9% Al_2O_3 含有少量 MgO 杂质)
密度（g/cm³）	≥3.97
孔隙率（%）	0.1
抗弯强度（MPa）	500
抗压强度（MPa）	4100
杨氏模量（GPa）	380
泊松比	0.23
热膨胀系数（K^{-1}）	8×10^{-6}
热导率（W/mK）	30
硬度（HV）	>2000

$\alpha - Al_2O_3$ 晶体属三方晶系，空间群为 R3C，单位晶胞是一个尖的菱面体，氧离子组成六方最紧密堆积，铝离子占据氧八面体空隙中，氧、铝之间构成牢固的离子型结合。氧化铝的晶体结构赋予其完全不同于金属的一些特性。氧化铝陶瓷的化学稳定性非常好，具有耐高温、高强度、高硬度、高绝缘性和高气密性等优良性能，特别是对强酸和强碱都具有很强的耐腐蚀性。氧化铝陶瓷属生物惰性陶瓷，具有热力学稳定的化学结构，在体内不释放可溶性化合物，也不引起毒性反应，在人体内长期植入也不会发生化学变化，因此被认为是一种生物相容性材料。氧化铝还具有亲水性，晶体表面易形成水膜。有人认为，氧化铝之所以具有良好生物相容性和良好的摩擦、润滑性能与这层水膜有很大的关系。氧化铝的熔点为 2050℃，密度为 3.95g/cm³ 左右。

二、制备方法

由天然矿物铝矾土（$Al_2O_3 \cdot nH_2O$）经化学方法分离、精制、灼烧和粉碎等多道工序处理后，可制得粒径 0.3μm，纯度达 99.3% 以上的氧化铝粉末。

粉末中加入黏结剂或发泡剂经成型后在 1700～1800℃ 温度下烧成，可制得多晶氧化铝致密体或多孔体。如果用纯净的氧化铝通过焰熔法经特殊的熔炉可制备出无色透明、纯洁无瑕的氧化铝单晶。这种氧化铝单晶具有优良的热学、电学、光学和力学性能，因此人们也往往把氧化铝单晶称为人造宝石。

三、生物学性能

植入动物体内后软组织对氧化铝陶瓷的反应主要是纤维组织包膜的形成，在体内可见成纤维细胞增生。氧化铝陶瓷植入骨组织后，在负重区与骨组织接触，非负重区有纤维组织形成。将颗粒状氧化铝陶瓷植入动物腹膜内、肌肉内、皮下、关节内和静脉内，小于 5μm 的颗粒被巨噬细胞吞噬，而大于 10μm 的颗粒则留在细胞外引起粒细胞和淋巴细胞增生，并逐渐被纤维和血管组织包裹。氧化铝陶瓷在体内被纤维组织包裹或与骨组织之间形成纤维组织界面的特性影响了该材料在骨缺损修复中的应用，因为骨与材料之间存在纤维组织界面，阻碍了材料与骨的结合，也影响了材料的骨传导性，长期滞留体内产生结构上的缺陷，使骨组织的力学性能受损。氧化铝的生物学性能可大致归纳为以下几个特点：①氧化铝在体液中完全稳定，在生物体内不会发生溶解和变性；②氧化铝对周围机体组织呈惰性反应，对骨组织生长无抑制作用；③孔径大于 $100\mu m$ 的多孔体植入骨组织后，可看到新骨很快长入气孔中。

四、应用

氧化铝是最早进入临床应用的生物陶瓷。最初的人工关节、臼和关节头均采用氧化铝，后来人工臼采用高密度超高分子量聚乙烯制备，它具有更好的耐磨性能，可有效减缓施加于人工关节的冲击力，提高了人工关节的综合性能。这种人工关节除大量用于股关节置换术外，还被用于肩关节、膝关节、足关节、指关节等的置换。单晶氧化铝人工牙根也曾在临床应用多年，其抗弯强度可达到多晶体的 3 倍，因此人工牙根可设计得很精细。单晶氧化铝的另一个重要用途是制备用于骨折治疗及骨或关节置换时的骨固定接骨螺钉，这种骨钉由于具有比金属固定更高的耐蚀性和稳定性，适于长期植入，骨愈合后不必取出。但是相比于多晶氧化铝，单晶氧化铝制作成本较高，这也限制了其应用。

第二节　氧化锆生物陶瓷

📖 学习要点

本节讲解了氧化锆生物陶瓷材料的制备方法、性能特点和应用。氧化锆具有良好的耐腐蚀性，其生物相容性以及与骨组织的结合状况大体与氧化铝相似。氧化锆陶瓷的应用范围也大体与氧化铝相似，可用作人工牙根、人工关节和骨折固定用螺钉等。

一、概述

锆是地球上储量列第 7 位的矿物，储量非常丰富，这对氧化锆的大规模使用有重要意义。氧化锆陶瓷是指以氧化锆为主要成分的陶瓷材料，它与氧化铝陶瓷一样，具有耐高温、耐腐蚀、耐磨损、高强度等优点，其韧性是陶瓷材料中最高的，可以与铁及硬质合金相当。氧化锆陶瓷还具有优良的热性能和电性能，因此氧化锆陶瓷的研究、开发和应用引起世界各国的高度重视。

高纯氧化锆为白色粉末，密度为 $5.49g/cm$，熔点高达 2715℃。单纯氧化锆具有两种晶体结构，即低温型和高温型。低温型属单斜晶系，在 1000℃以下稳定，到更高的温度就转变成较致密的四方晶系的高温形态。冷却时，四方氧化锆（ $t-ZrO_2$ ）在 900℃左右又可逆地转变为单斜氧化锆（ $m-ZrO_2$ ）。由于四方氧化锆的比重为 5.73，单斜氧化锆的比重为 5.49，因此当氧化锆从高温型冷却至低温型时，体积约增加 9%，产生剪切应变，使材料抗热震性大大降低。通常制备纯氧化锆制品时都会经历温度降低的过程，因而都要产生开裂，很难制造出无缺陷的结构件。为了避免这种现象的发生，需采取稳定晶型的措施。工艺上一般通过添加稳定剂的办法加以解决，这样就能得到立方的晶系氧化锆固溶体。这种立方晶系稳定氧化锆在低温和高温下都是稳定的，没有多晶转变和体积变化。如果减少稳定剂的添加量，就可以得到部分稳定氧化锆（partially stabilized zirconia，PSZ）。部分稳定氧化锆由四方相（t 相）和立方相（c 相）两种晶相混合组成。其中 c 相是稳定相，是母体；t 相是亚稳定相，分散在 c 相中，在外应力作用下有可能诱发 t－m 相的马氏体相变，同时伴有少量体积膨胀效应而产生压应力，可使裂纹闭合，并且其颗粒可阻止裂纹的扩展或使裂纹分岔和转向，从而消耗断裂能，起到强化增韧的效果。

理想的稳定剂应是半径与 Zr^{4+} 相近的阳离子，在 ZrO_2 中有相当的溶解度，可与 ZrO_2 形成单斜、四方和立方晶型的置换型固溶体。这样在烧结后快速冷却过程中，固溶体会以亚稳态结构形式维持到室温。

CaO、MgO、Y_2O_3、CeO_2 等化合物常被用作 ZrO_2 的稳定剂。稳定剂的添加量一般小于使 ZrO_2 完全稳定所需要的量，通常在 c 相单相区烧成冷却后，再在（c＋t）双相区进行适当的热处理，使部分 $t-ZrO_2$ 晶粒从 $c-ZrO_2$ 母体中析出而形成（c＋t）双相氧化锆陶瓷。有研究表明，用 Y_2O_3 和 CeO_2 作复合稳定剂时，氧化锆陶瓷的室温断裂韧性随加入量的增加而变化，一般认为加入量在 5.5% 左右比较合理。以 MgO 为稳定剂的 PSZ 陶瓷，MgO 添加量约为 8at%（摩尔含量），具有优良的力学性能，且生产成本较低，是一种工业上应用最广泛的 PSZ 陶瓷。

二、制备方法

烧结体用的氧化锆粉末通常是以氯化锆为原料，经化学沉淀法或水解法制取。粉末粒径大小和结晶程度与溶液的初始浓度、pH、温度等因素有关。如果在溶液中预先加入含有稳定剂元素的化合物，控制工艺条件，那么就可以直接合成出已稳定化的氧化锆粉末。氧化锆的烧成温度一般为 1300~1600℃。

三、性能

部分稳定氧化锆在常温下的机械强度是所有陶瓷材料中最高的，其断裂韧性和抗弯强度约是氧化铝陶瓷的 2 倍，远远高于其他结构陶瓷。因而有人把部分稳定氧化锆称之为"陶瓷钢"（ceramic steel）。

氧化锆是一种生物惰性陶瓷，具有良好的耐腐蚀性，其生物相容性以及与骨组织的结合状况大体与氧化铝相似。

四、应用

氧化锆陶瓷的应用范围也大体与氧化铝相似，可用作人工牙根、人工关节和骨折固定用螺钉等。也有人利用氧化锆具有高强度、高韧性的特性，采取氧化锆与生物活性陶瓷复合烧结的方法来提高生物活性陶瓷种植体的强度。

目前在口腔材料器械领域，部分稳定氧化锆陶瓷较多地被用作全瓷口腔修复体材料。例如，瑞士 DCS 公司生产的 DCS 氧化锆，在制备时加入 3at%（质量含量约 5%）的 Y_2O_3。该材料一般还要经过高温等静压工艺处理以形成非常致密的结构，从而获得高强度。这些工艺处理对制备大跨度的冠桥是必需的。

氧化锆材料由于其优异的机械性能，已成为口腔修复领域重要的应用材料之一。首先，它强度非常高，其抗弯强度超过 900MPa。其次，它的极限负载能力强，在三单位冠桥上的承受力大约为 2000N。最后，它抗断裂能力高，该材料可被用于制备侧牙区的修复体，它的抗断裂韧性值超过 7。在色泽方面，它略具透光性，颜色呈白色到淡黄色。氧化锆的耐化学腐蚀性也非常好，在口腔环境中，它能保持长期的化学稳定性。

另外，由于氧化锆强度很高，所以加工起来也比较困难。而不同的加工方式往往会对修复体的最终强度带来很大影响。有经验表明，只有在经过高温等静压工艺处理后，其强度才能达到临床要求的水平。有些加工方式，如先在氧化锆预烧结的状态下加工成型，然后再将修复体进行硬化处理等，这样制得的修复体其强度就要低很多。此外，使用 CAD/CAM 技术制备高强度氧化锆冠桥也是当前口腔修复的一种常用方法。将烤瓷与 CAD/CAM 技术相结合制造全瓷冠桥已在临床上得到了广泛应用。口腔用烤瓷材料的易碎性限制了其作为冠桥制作材料的使用范围，特别是在磨牙区。由于磨牙部位平均咬合力为 298.9N，如果考虑 200N 的安全系数，则用于磨牙部位的瓷材料的断裂负荷应不小于 500N。再考虑长期疲劳和生理环境因素，材料的最大断裂负荷值会下降一半；换言之，口腔烤瓷材料的初始负荷极限值最小应为1000N。研究表明，只有用氧化锆烤瓷制作的冠桥及冠桥支架才能达到并超过这一极限值。冠桥支架经瓷粉饰面后最大断裂负荷值明显提高，也表明饰面材料与冠桥支架有着很好的黏合性。由于烤瓷表面裂纹较为细微，破坏面有限，这些可能导致冠桥断裂的表面瑕疵对极限负荷临界值而言没有多大影响。

由此可见，氧化锆全瓷修复体与金属烤瓷修复体相比具有更高的强度。随着氧化锆加工技术的不断改进，新材料的不断完善，相信它将会有更为广阔的发展前景。

此外氧化锆也是强化增韧陶瓷材料的有效添加剂，其中氧化锆增韧氧化铝陶瓷是目前较成熟的氧化锆弥散陶瓷。采用普通陶瓷代替成本较高的氧化锆陶瓷作为基质，用部分稳定的氧化锆纳米颗粒弥散分布于氧化铝基质中，可有效抑制基质晶粒的长大；另外，由于基质相的氧化铝的热膨胀性能与氧化锆比较匹配，也有利于$t-ZrO_2$亚稳定相的存在及相变增韧效应的充分发挥。

第三节　陶瓷材料的增韧强化

📋 学习要点 --

陶瓷材料具有强度高、硬度大、耐高温、抗氧化、高温下抗磨损好、耐化学腐蚀性优良等优点，但是其脆性使其在使用时缺乏足够的可靠性。该章节讲解了陶瓷材料的微裂纹增韧、裂纹偏转增韧、裂纹桥联增韧、裂纹钉扎增韧、拔出效应、相变增韧、断裂能增韧等增韧机制。

陶瓷材料具有强度高、硬度大、耐高温、抗氧化、高温下抗磨损好、耐化学腐蚀性优良等优点，这些优异的性能是一般常用金属材料、高分子材料等所不具备的，因此越来越受到人们的重视。但由于陶瓷材料本身脆性的弱点，作结构材料使用时缺乏足够的可靠性。因而改善陶瓷材料的脆性已成为陶瓷材料领域亟待解决的问题之一。陶瓷增韧技术也成为学界的研究热点之一，下面简单介绍目前已经掌握的陶瓷增韧机理。

一、增韧机制

（一）微裂纹增韧

微裂纹增韧是较早被提出的在多种材料当中都存在的一种增韧机理。它主要利用某些机制（如ZrO_2相变产生的体积膨胀在基体当中产生微裂纹或微裂纹区），当主裂纹进入微裂纹作用区后，分裂成为一系列小裂纹，产生新的裂纹表面，从而吸收裂纹扩展的能量。微裂纹增韧在增韧的同时会伴随着强度的降低，因此关键是控制微裂纹的尺寸使之不能超过材料允许的临界裂纹尺寸（critical crack size），否则就会成为宏观裂纹（macro crack）而严重损害材料的强度。微裂纹增韧机制适合于弹性模量比较低的基质。

（二）裂纹偏转增韧

裂纹偏转增韧是考虑裂纹的非平面断裂效应的一种增韧机理。当裂纹尖端遇到诸如作为增强相的纤维或颗粒等高弹性模量物质（又称偏转剂）时，其扩展就会偏离原来的前进方向，而沿两相界面或在基质内扩展。这种方向偏转意味着裂纹的前行路径更长，裂纹尖端的应力强度则减小；这种非平面断裂比平面断裂有更大的断裂表面，因而能吸收更多能量起到增韧目的。这种裂纹尖端效应也可因裂纹尖端前方微裂纹的吸引而发生偏转，当裂纹向两种或更多方向倾斜、扭转时，即称为裂纹分枝（crack branching）。尽管裂纹与颗粒间的相互作用或与颗粒周围残余应力场的作用都可能导致裂纹偏转，但有学者认为这两种情况的微观过程是不相同的，而后者引起的增韧效果约4倍于前者，因此也有人建议将之作为一种独立的增韧机制，即残余应力场增韧。裂纹偏转增韧机制要求第二相具有比基质较大的弹性模量。

（三）裂纹桥联增韧

与前述的裂纹偏转机制不同，裂纹桥联是一种裂纹尖端尾部（crack wake）效应。它是发生在裂纹尖端后方，由某种显微结构单元（桥联剂，bridging element）联接裂纹的2个表面，并提供使2个裂纹面相互靠近的应力（闭合应力），这样导致应力强度因子随裂纹扩展而增加。当裂纹扩展过程中遇上桥联剂时，桥联剂有可能发生穿晶破坏，也有可能出现互锁现象（interlocking），即裂纹绕过桥联剂沿晶界发展（裂纹偏转）并形成摩擦桥。研究表明，在纤维、晶须增强陶瓷材料、微晶 Al_2O_3 陶瓷等中均发现了裂纹桥的存在，可见裂纹桥联增韧机理是普遍存在的。

（四）裂纹钉扎增韧

当裂纹尖端前行通过增强相纤维时，虽然裂纹的扩展可能被中止，但是裂纹尖部却已扎入纤维或颗粒当中，即所谓裂纹钉扎效应；而纤维或颗粒之间裂纹锋部的拱起增大了断裂能，进而增韧。显然此机制要求非常强的第二相以及牢固的两相间界面，这样纤维或颗粒才可能发挥屏障作用，而且第二相颗粒或纤维间间距应小于裂纹尺寸才可能获得钉扎效应。

（五）拔出效应

拔出效应是指晶须在外界负载作用下从基质中拔出，因界面摩擦消耗外界负载的能量而达到增韧目的。实际中，增强相与基体相间界面有机械结合或化学结合，而界面摩擦力大小与化学结合力密切相关。通过改变增强相的表面性状，进而改变界面的特性，可以增强纤维拔出的韧化效应。另外，增加纤维的长度是加强其韧化效应的另一种方法。

（六）相变增韧

相变增韧机制是一种相对而言较新的增韧模型，并且是限于那些一定条件下某相可发生相变的复合材料，而这种相变往往是马氏体相变（martenslit transformation）。该相变有如下特征：①无热相变（athermal）；②热滞现象（thermal hysteresis），即相变发生在一定温度范围内；③相变伴随3%~5%体积效应和相当的剪切应变；④相变无扩散反应发生；⑤具有颗粒尺寸效应；⑥添加稳定性可以抑制相变；⑦相变受力学约束状态影响。而当材料承载时，由应力诱发产生相变，由相变产生体积效应和形状效应而吸收大量的能量，从而表现出异常高的韧性。

目前，该韧化机制主要应用于 ZrO_2 增韧。ZrO_2 主要有3种晶型，即单斜（m）、四方（t）和立方（c）晶型，而不同晶型之间可相互转化，其中 t-m 相变对提高韧性有贡献。当裂纹扩展进入含有 $t-ZrO_2$ 晶粒的区域时，在裂纹尖端应力场的作用下，裂纹尖端形成过程区（process zone），即过程区的 $t-ZrO_2$ 将发生 t-m 相变，因而除产生新的断裂表面而吸收能量外，还因相变时的体积效应（膨胀）而吸收能量。同时由于过程区内 t-m 相变粒子的体积膨胀而对裂纹产生压应力，阻碍裂纹扩展。具体体现在裂纹尖端应力强度因子降低，即应力诱发的这种组织转变消耗了外加应力，降低了裂纹尖端应力强度因子。相对而言，也就是提高了材料裂纹尖端的临界应力强度因子即断裂韧性。这种相变韧化作用使得在该应力水平下，无相变基体中可以扩展的裂纹在这种含 t－m 相变粒子与基体的复合材料中会停止扩展。

（七）断裂能增韧

第二相颗粒的热膨胀系数、弹性模量与基体相十分接近时，裂纹的扩展将感觉不到第二相颗粒的存在，复相陶瓷的断裂表面能具有加和性。在这种情况下，不存在裂纹偏转等前述的增韧机制，增韧值完全取决于第二相颗粒和基体的弹性模量之差和断裂表面能之差以及第二相颗粒的体积含量。由此不难看出，要实现增韧，第二相颗粒必须有较高的弹性模量和断裂表面能。

二、展望

由上述介绍可知，学者们提出了众多增韧模型，除应力诱导相变增韧会随温度升高而降低外，其余增韧机制均可作为高温增韧机制。应当指出的是在一种陶瓷基复合材料当中，往往会同时存在不止一种韧化机理，而某些机理不但可单独产生增韧效应，亦可与其他机理相互作用。例如，微裂纹模型、裂纹桥联模型可以引发纤维拔出效应；而裂纹偏转则可由微裂纹的吸引诱导发生。

目前研究的焦点主要集中于揭示特定的陶瓷基复合材料中可能存在的各种韧化机制，从而更高效地结合这些机制，协同产生更强的增韧效果。例如，晶须增韧陶瓷基复合材料中就同时具有微裂纹、桥联、裂纹偏转、拔出效应 4 种机理；而非相变第二相颗粒增韧陶瓷材料则具有裂纹偏转或桥联、延性颗粒增韧、残余应力场增韧、应力诱导微裂纹增韧等机制；纳米颗粒增韧陶瓷材料具有微裂纹、残余应力场等机制，同时又有组织微细化作用（可抑制晶粒成长，促进异常晶粒长大）、高温阻止位错运动、控制热膨胀系数及弹性模量等不同于上述传统意义上的增韧机制；含 ZrO_2 增韧相的陶瓷复合材料则具有微裂纹、应力诱导相变、残余应力场增韧等多种韧化机理相伴而生，即所谓复合韧化机理（multiple toughening mechanism）。

利用这些增韧机制进行合理的搭配组合设计，达到多种机制共存并协同增韧的研究也取得一些成果。例如，晶须和相变复合增韧陶瓷材料便是将晶须与其他增韧剂 ZrO_2 等结合，在对 $SiCw/ZrO_2$（2mol% Y_2O_3）/Al_2O_3 的复合增韧模型的研究中发现 ZrO_2 的相变韧化与晶须的裂纹桥联、偏转韧化存在相干性，晶须增韧可促进相变韧化效果，成为室温性能良好的复合材料。又如，晶须与颗粒增韧补强机制的协同可制备高温性能良好的复合材料。由于陶瓷基复合材料的各种韧化机制均与界面密切相关，即界面组成、结构、结合状态对材料性能有重大影响，因此探索关于界面表征、评定、界面性质对材料性能的影响、对界面实行有效控制等研究具有实际意义，可通过材料界面的设计提高其断裂韧性。

🔗 知识链接

纳米级粉体为原料制备的氧化铝陶瓷不加增塑剂在低温下能显出极好的超塑性。通过合理选择成分及工艺，使一部分氧化铝晶粒在烧结中原位发育成具有较高长径比的柱状晶粒，从而获得晶须的一种增韧机制。这也称为原位增韧，这种技术消除了基体相与增强相界面的不相容性，保证了基体相与增强相的热力学稳定，并使界面干净，结合良好。

目标检测

一、不定项选择题（每题至少有一个正确答案）

1. 下列属于生物惰性陶瓷材料的是（　　）
   - A. 氧化铝陶瓷
   - B. 氧化锆陶瓷
   - C. 氮化硅陶瓷
   - D. 磷酸钙陶瓷

2. 下列属于氧化铝陶瓷和氧化锆陶瓷相似特性的是（　　）
   - A. 强度高
   - B. 耐磨性好
   - C. 可以相变增韧，提高韧性
   - D. 化学性能稳定

3. 现阶段被广泛用于制作全瓷牙冠的陶瓷材料是（　　）
   - A. 氧化铝
   - B. 氧化钛
   - C. 氧化钙
   - D. 氧化锆

二、思考题

1. 简述陶瓷材料的增韧机制。
2. 简述二氧化锆陶瓷的相变增韧机制。

书网融合……

本章小结

第三章　生物活性陶瓷材料

学习目标

1. 掌握生物活性陶瓷材料的分类、结构与性能。
2. 熟悉生物活性陶瓷材料的应用现状。
3. 了解生物活性陶瓷材料的复合工艺对性能的改进。
4. 学会生物活性陶瓷材料的制备工艺。
5. 培养"厚药德、明药规、强药技、懂智造、接国际"的高素质医药类技术技能人才

岗位情景模拟

情景描述　余某是个非常爱美的女孩子,一次不小心门牙被磕掉了一截,让她非常焦虑。口腔医生提出了几种修补方案,一是拿原来的牙齿进行黏接,但是有二次断裂的风险;二是用树脂修补,但是树脂材料的耐磨性和美观度都不能让她满意;三是做义齿齿冠,可以选择陶瓷和生物活性玻璃材质的。

余某了解到,陶瓷齿冠是惰性材料,时间久了其色泽、光泽和美观度与自然齿还是会略有差别。而活性玻璃可在牙齿表面与水和唾液发生反应,通过离子交换,促进钙磷等离子在牙齿表面沉积,形成钙磷复合物修复牙齿,但是目前技术不够成熟。

讨论　活性玻璃修复牙齿的原理是什么?活性玻璃还可以有哪些医学应用?

第一节　磷酸钙系陶瓷

学习要点

本节讲解了磷酸钙系生物陶瓷的物相组成和生物学性质,磷酸钙系生物陶瓷主要包括磷灰石和磷酸三钙,磷酸钙生物陶瓷具有良好的生物相容性和生物活性,对人体无毒、无害、无致癌作用,并可以和自然骨通过体内的生物化学反应形成牢固的骨性结合。

在目前研究和使用的硬组织替换生物材料中,磷酸钙系生物陶瓷占有很大的比重,主要是因为磷酸钙系生物陶瓷具有良好的生物相容性和生物活性,对人体无毒、无害、无致癌作用,并可以和自然骨通过体内的生物化学反应形成牢固的骨性结合。磷酸钙系生物陶瓷主要包括磷灰石和磷酸三钙,作为生物材料使用的磷灰石一般是 Ca 与 P 原子比为 1.67 的羟基磷灰石 $Ca_{10}(PO_4)_6(OH)_2(HA)$,磷酸三钙一般是 Ca 与 P 原子比为 1.5 的 β 磷酸三钙 $\beta - Ca_3(PO_4)_2(\beta - TCP)$。

一、磷酸钙系生物陶瓷的物相组成和生物学性质

磷酸钙系陶瓷的稳定相主要取决于制造和使用过程中的温度和水的存在,在体温下,对于水媒质如

体液，只有两种磷酸钙是稳定的：pH≤4.2 时为 $CaHPO_4 \cdot 2H_2O$（磷酸氢钙，透钙磷石）；pH > 4.2 时，稳定相是 $Ca_{10}(PO_4)_6(OH)_2$（羟基磷灰石，HA）；在较高温度，是其他的相，如 $Ca_3(PO_4)_2$（磷酸三钙，C_3P，TCP）和 $Ca_4P_2O_9$（磷酸四钙，C_4P）。未水合的高温磷酸钙相植入体内后，在 37℃ 与水或体液反应将形成稳定的 HA。

例如，$Ca_3(PO_4)_2$ 植入体内后，在其表面发生下列反应：

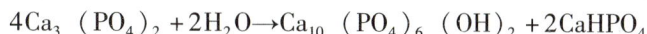

$$4Ca_3(PO_4)_2 + 2H_2O \rightarrow Ca_{10}(PO_4)_6(OH)_2 + 2CaHPO_4$$

从上式可知，反应升高了体液的 pH，从而进一步增加了 TCP 的溶解（吸收）和 HA 的形成。钙磷比在决定磷酸钙体内溶解性和吸收趋势上起着重要作用，烧结材料中的微孔可以增加这些相的溶解性。

和 HA 比较，β-TCP 更易于在体内溶解。其溶解度比 HA 高 10～20 倍。虽然如此，它们的生理性质却无本质上差别，磷酸钙生物陶瓷在体内的降解速率不仅取决于它的结晶相组成，而且和它的显微结构密切相关。致密的陶瓷，无论是 HA 还是 β-TCP 都是几乎不降解的。通过孔隙率和组成相含量的控制，可改变磷酸钙陶瓷在体内的降解速率；当它们在体内降解和被吸收后，通常都被新生骨所代替。

二、磷酸钙系陶瓷粉末的制备

制备块状磷酸钙系陶瓷的第一步是磷酸钙系陶瓷粉末的制备，主要有湿法和固态反应法。湿法包括水热反应法、水溶液沉淀法以及溶胶-凝胶法，此外还有有机体前驱热分解法、微乳剂介质合成法等。各种制备工艺的研究目标是得到成分均匀、粒度微细的磷酸钙粉末。

1. 固态反应法　（无氧条件下进行反应）往往给出符合化学计量、结晶完整的产品，但是它们要求相对较高的温度和较长的热处理时间，而且这种粉末的可烧结性较差。用水热合成法获得的磷酸钙陶瓷材料一般结晶程度高，Ca/P 接近化学计量值。

2. 溶液沉淀法　优点是工艺简便可靠，合成物纯度高，较其他方法更适合于实验生产。在温度不超过100℃的条件下，可制备纳米尺寸的纤维颗粒粉末。溶液沉淀法也可以制备羟基磷灰石涂层。

3. 溶胶-凝胶法　可以得到无定形、纳米尺寸、Ca/P 比接近化学计量值的磷酸钙系陶瓷粉末。溶胶-凝胶法的优点是高纯、超细、均匀性高、颗粒形状及尺寸可控、反应在室温进行、设备简单；缺点是化学过程复杂、需采取措施避免团聚以及液体溶剂对环境的污染。

三、磷酸钙系陶瓷的烧结

制备致密磷酸钙系陶瓷的主要方法是粉末烧结技术。磷酸钙陶瓷粉末先要压制成需要的形状，然后在1000～1500℃进行烧结。以 Ca 与 P 原子比为 1.67 的磷灰石粉末为原料，可得到 HA 陶瓷；以 Ca 与 P 原子比为 1.5 的磷灰石粉末为原料，可得到 β-TCP 陶瓷。后者在900℃要经历一个从磷灰石向 β-TCP 的相变过程。在高温形成的相依赖于烧结气氛中水的分压，当存在水时，可以形成 HA 并在1360℃以下为稳定相；而不存在水时，C_4P 和 C_3P 是稳定相。

四、磷酸钙系生物陶瓷的力学性能与应用

致密磷酸钙陶瓷的力学性能请参见表 3-1，数据的离散是由于强度分布、气孔、杂质以及颗粒的尺寸变化引起的。

表 3 - 1　磷酸钙生物陶瓷的力学性能

性能	烧结羟基磷灰石	烧结 β 磷酸三钙	皮质骨
成分	$Ca_{10}(PO_4)_6(OH)_2$（>99.2%）	$\beta - Ca_3(PO_4)_2$（>99.7%）	—
物相	磷灰石	磷钙矿	—
密度/（g/cm³）	3.16	3.07	1.6~2.1
维氏硬度/HV	600	—	—
压缩强度/MPa	500~1000	460~680	100~230
弯曲强度/MPa	115~200	140~154	50~150
杨氏模量/GPa	80~110	22~90	7~30
断裂韧性	1.0	—	2~12

力学性能是衡量作为种植体的生物材料的重要指标。从力学相容的角度来看，作为硬组织替换用的磷酸钙盐至少应与被替换的器官有相近的强度和弹性模量，人体中不同部位的骨骼其力学性能也有差异。磷酸钙盐的机械强度与其显微结构密切相关，致密磷酸钙陶瓷在强度和杨氏模量的指标上要比人骨高出几倍，但断裂韧性却低很多，这说明脆性是制约磷酸钙生物陶瓷临床应用的主要因素之一。因此，改善磷酸钙系陶瓷的脆性，使其能应用到大块骨缺损的修复及承力部位，成为这一领域中材料研究急需解决的问题。目前，磷酸钙生物陶瓷已经可以做成颗粒、纤维、块体、多孔、涂层等多种不同形态、结构的材料，被用作小的非承载种植体，应用于口腔种植、牙槽脊增高、颌面骨缺损修复、耳小骨替换、正形和骨缺损修复等临床手术之中。

五、磷酸钙系生物陶瓷材料的发展趋势

磷酸钙系陶瓷的主要缺点是脆性大，致密磷酸钙陶瓷可以通过添加增强相提高它的断裂韧性，多孔磷酸钙陶瓷虽然可被新生骨长入而极大增强断裂韧性，但是在再建骨完全形成之前，为及早代行其功能，也必须对它进行增韧补强。磷酸钙陶瓷基复合材料，已经成为磷酸钙生物陶瓷的发展方向之一。

基于仿生原理，制备类似于自然组织的组成、结构和性质的理想生物陶瓷，是生物陶瓷的一个发展方向。磷酸钙系生物陶瓷人工骨，虽然与骨的组成相同，但不同部位的骨性质是不尽相同的。目前正在开展组成和结构类似于骨骼连续变化的多孔梯度磷酸钙陶瓷的研发。

第二节　羟基磷灰石

📖 **学习要点** -

讲解了羟基磷灰石的组成及晶体结构，并总结了羟基磷灰石粉体和涂层的制备方法，羟基磷灰石在口腔科和骨科领域的应用比较成熟。羟基磷灰石晶须增强和涂层复合是该材料的研究热点。

- -

羟基磷灰石是人体和动物骨骼、牙齿的主要无机成分，在骨质中，呈针状晶结构的羟基磷灰石大约占60%，周围规则地排列着骨胶原纤维。羟基磷灰石具有良好的生物活性和生物相容性，植入人体后能在短时间内与人体的软硬组织形成紧密结合。但人工合成的羟基磷灰石生物陶瓷脆性高、抗弯强度低，一般应用于非承载的小型种植体，如人工齿根、耳骨、充填骨缺损等，而不能用作受力和承载的结构件。近年来，由于纳米技术的兴起，通过减小晶粒尺寸，可以提高羟基磷灰石的力学性能。

一、羟基磷灰石的组成及晶体结构

羟基磷灰石（HA）理论组成为 $Ca_{10}(PO_4)_6(OH)_2$，Ca/P 为 1.67。羟基磷灰石晶体为六方晶系，其结构为六角柱体，与 c 轴垂直的面是一个六边形，a、b 轴夹角 120°，晶胞参数 $a_0 = 0.943 \sim 0.938nm$，$c_0 = 0.688 \sim 0.686nm$，单位晶胞含有 10 个 Ca^{2+}、6 个 PO_4^{3-} 和 2 个 OH^-。

HA 的表面性能取决于其结构，HA 表面主要存在 2 个吸附位置，当 OH^- 位于晶体表面时，该位置联结着 2 个 Ca^{2+}，在水溶液中，表面的 OH^- 至少在某一瞬间空缺，由于 2 个 Ca^{2+} 带正电，形成一个吸附位置。同理，当表面的 Ca^{2+} 在某一瞬间空缺时，表面形成另外一个吸附位置，而该位置带负电荷，能吸附 Sr^{2+} 等阳离子和蛋白质分子上的某些基团。HA 表面水化层通过氢键与水有较好的相容性，在水中的表面能较低，能长时间保持细小的分散状态。

二、羟基磷灰石粉末的制备

制备 HA 粉末有许多方法，大致可分为湿法和干法。湿法包括沉淀法、水热法、溶胶 - 凝胶法、超声波合成法及乳液剂法等；干法有固态反应法等，这些方法各有优点和不足之处。

（一）沉淀法

这种方法通过把一定浓度的钙盐和磷盐混合搅拌，控制在一定的 pH 和温度条件下，使溶液中发生化学反应生成 HA 沉淀，沉淀物在 400 ~ 600℃甚至更高的温度下焙烧，可获得符合一定比例的 HA 晶体粉末。要得到结晶完好的 HA，烧结温度应达到 900 ~ 1200℃。该法反应温度不高，合成粉料纯度高、颗粒较细、工艺简单、合成粉料的成本相对较低。但是必须严格控制工艺条件，否则极易生成 Ca/P 值较低的缺钙磷灰石，因此应注意合理控制混合溶液的 pH 及反应产生沉淀的时间，采用分散设备使溶液混合均匀，保证反应完全进行以及反复过滤，使固液相完全分离，提高粉料的纯度。

（二）溶胶 - 凝胶法

溶胶 - 凝胶法是将醇盐溶解于有机溶剂中，通过加入蒸馏水使醇盐水解、聚合，形成溶胶，溶胶形成后，随着水的加入转变为凝胶，凝胶在真空状态下低温干燥，得到疏松的干凝胶，再将干凝胶作高温焙烧处理，即可得到陶瓷粉体。同传统的固相合成法及固相烧结法相比，溶胶 - 凝胶法的合成及烧结温度较低，可以在分子水平上混合钙磷的前驱体，使溶胶具有高度的化学均匀性。其原料价格高、有机溶剂毒性大、对环境造成污染，以及容易快速团聚等因素制约了这种方法的应用。

（三）水热法

水热法是在特制的密闭反应容器（高压釜）中，采用水溶液作为反应介质，在高温高压环境中，使得原来难溶或不溶的物质溶解并重结晶的方法。这种方法通常以磷酸氢钙等为原料，在水溶液体系，温度为 200 ~ 400℃的高压釜中制备 HA，使原来难溶或不溶的物质溶解并重新结晶。

这种方法条件较易控制，反应时间较短，省略了焙烧和研磨步骤，粉末纯度高，晶体缺陷密度低；合成温度相对较低，反应条件适中，设备较简单，耗电低。因此，水热法制备的粉体不但具有晶粒发育完整、粒度小且分布均匀、颗粒团聚较轻、原材料便宜，以及很容易得到合适的化学计量比和晶型的优点，而且制备的粉体不需焙烧处理，从而避免了烧结过程中晶粒长大、缺陷形成及杂质产生，因此所制得的粉体具有较高的烧结活性。

（四）超声波合成法

超声波能在水介质中引起气穴现象，使微泡在水中形成、生长和破裂。这能激活化学物种的反应活性，从而有效地加速液体和固体反应物之间非均相化学反应的速度。超声波法合成的 HA 粉末非常细，粒径分布范围窄，而且这种合成方法在某些方面比其他加热的方法更为有效。

（五）固态反应法

把固态磷酸钙及其他化合物均匀混合在一起，在有水蒸气存在的条件下，反应温度高于 1000℃，可以得到结晶较好的 HA。这种方法合成的 HA 纯度高，结晶性好，晶格常数不随温度变化，并且湿法和固相法合成的 HA 的红外光谱研究表明，固相法制备的 HA 比湿法更好，但是其要求较高的温度和热处理时间，粉末的可烧结性差，使其应用受到了一定的限制。

（六）自蔓延高温合成法

自蔓延高温合成技术（SHS）是利用反应放热制备材料的新技术。SHS 以溶胶 – 凝胶法为基础，利用硝酸盐与羧酸反应，在低温下即可实现原位氧化，自发燃烧快速合成产物的初级粉末，大大缩短制备周期。此法实验操作简单易行、实验周期短、节省时间和能源。更重要的是，反应物在合成过程中处于高度均匀分散状态，反应时原子只需经过短扩散或重排即可进入晶格位点，加之反应速度快，前驱体的分解和化合物的形成温度又很低，使得产物粒径小、分布比较均匀，因而特别适于合成纳米材料的 SHS 技术可以制备出纳米羟基磷灰石。

三、羟基磷灰石涂层的制备

尽管 HA 生物相容性好，能刺激或者诱导骨组织生长并能与骨组织形成骨性结合的含磷钙的陶瓷材料，但是 HA 的力学性能较差，抗弯强度和断裂韧性指标均低于人体致密骨，限制了它们在人体负重部位的单独使用。采用有效方法在生物惰性材料表面涂覆生物活性 HA 涂层，既可使材料骨界面形成生理结合，又可有效地利用生物惰性材料优良的力学性能，是一种理想的方案。所以 HA 在人工骨方面最有希望的用途是制备生物活性涂层。

HA 涂层的制备方法很多，如等离子喷涂法、溶胶 – 凝胶法、仿生溶液生长法、激光熔覆法、电化学法、水热法、涂覆 – 烧结法等。下面主要介绍前三种方法。

（一）等离子喷涂法

等离子喷涂法是采用燃烧能或电能将喷镀材料（粉末或颗粒）熔化或雾化造成熔融态或半熔融态的粒子流并高速喷射到底材上而堆积成涂层的方法。等离子喷镀（等离子喷涂）法是近年来开发和应用较快的一种方法。等离子喷涂法具有如下特点：等离子焰热量高度集中，可以获得很高的温度（喷枪出口处火焰平均温度可以达 10 000K 以上），足以熔化任何一种难熔材料；等离子流速较高，使喷涂粒子以较大速度撞击到基体上形成的涂层与基体间结合强度较大；对基体热影响小，可以对已加工成形的工件进行表面喷涂；易于实现自动化且成本适中。但随着研究的深入和临床应用发现等离子喷涂 HA 涂层材料尚存在一些问题：主要是由于线性喷涂工艺而造成粗糙基体表面涂层的不均匀，无法进行复杂形状基材的表面喷涂；由于界面应力残留在涂层材料中，造成涂层产生裂纹并使涂层松动或剥落；由于高温的作用，易使 HA 发生分解，并在涂层中产生杂质和非晶 HA 而影响涂层的生物性能；涂层结构不致密，植入人体后不能有效地阻止生理组织液的渗出等。

（二）溶胶 – 凝胶法

溶胶 – 凝胶法是将涂层配料制成溶胶，使之均匀覆盖于基底的表面，由于溶剂迅速挥发，配料发生缩聚反应而胶化，再经干燥和热处理，即可获得涂层。通过改变热处理温度、保温时间及涂层溶液中的有机添加剂，可以很容易改变涂层中相的结晶度、相的种类、孔隙的大小等微观特性参数。与传统的无机材料制备法相比，溶胶－凝胶法有如下优点：①制备温度低，从而避免了高温分解；②体系中组分的分布是均匀的，可以达到纳米级甚至分子级水平；③材料制备过程易于控制，产物纯度高。溶胶－凝胶法的缺点是凝胶在烧结过程中有较大的收缩，涂层易开裂。由于其生产周期长、成本高，只适用于实验室小批量生产。

目前，溶胶－凝胶法的一般化学理论已基本建立，但关于其分子间反应的热力学和动力学理论体系不很完善，对多组分凝胶体系的系统理论研究也进行得较少。溶胶－凝胶法获得的涂层一般为纯的 HA，结合强度较低。提高涂层结合强度的途径主要有两个，一是采用混合法，即将超细粉体与二氧化钛溶胶混合，再通过浸渍法涂覆在基材表面，于 $400 \sim 600 ℃$ 烧制获得 $HA - TiO_2$ 复合涂层；二是引入过渡层，在 HA 涂层与钛基材之间引入过渡层 TiO_2 或 $CaTiO_3$ 来改善结合强度。

（三）仿生溶液生长法

仿生溶液生长法模仿了自然界生理磷灰石的矿化机制，先配制一种与人体体液组成几乎相同的溶液 SBF（simulated body fluid），然后将金属基板置于此溶液中以模仿生物环境，在金属基板表面上生长出 HA 涂层。由于纯金属基板无生物活性，因此常需要对金属表面进行预处理，如通过碱水侵蚀法、溶胶－凝胶涂层法或热氧化法在表面上预形成金属氧化物层，从而能与溶液作用形成羟基磷灰石涂层。

仿生溶液生长法与传统的涂层方法相比较有以下几个优点：①低温下（低于 100℃）操作，可避免高温喷涂引起的相变和脆裂，且低温条件为共沉积蛋白质等生物大分子提供了可能性；②由于是在类似于人体环境条件的水溶液中自然沉积出来的，因此成分更接近于人体骨无机质，可望具有高的生物相容性和骨结合能力；③可在形状复杂和表面多孔的基底上制备均匀的涂层；④所需设备投资少、工艺简单、易于操作。因此，该技术在制备金属－生物活性物质涂层材料方面有着广阔的应用前景。

四、羟基磷灰石的性能

（一）物理化学性能

HA 是人体骨骼中的主要无机成分，其理论密度为 $3.156 \ g/cm^3$，折射率为 $1.64 \sim 1.65$，莫氏硬度为 5，微溶于水，呈弱碱性（pH $= 7 \sim 9$），易溶于酸而难溶于碱。HA 是强离子交换剂，分子中的 Ca^{2+} 容易被 Cd^{2+}、Hg^{2+} 等有害金属离子和 Sr^{2+}、Ba^{2+}、Pb^{2+} 等重金属离子交换，还可与含有羧基的氨基酸、蛋白质及有机酸等发生交换反应。HA 是人体骨骼和牙齿的重要组成部分，如人骨成分中 HA 的质量分数约 65%，人的牙齿釉质中 HA 的质量分数则在 95% 以上，具有优良的生物相容性和化学稳定性，能与骨紧密结合。

（二）机械性能

HA 致密体的机械强度与制作工艺有很大关系。要获得高强度的烧结体，必须对原料合成、粉体成型和烧成制度等工艺条件进行最佳选择。表 3 - 2 为 HA 致密体和人体硬组织的部分机械强度数值对照。HA 材料具有普通陶瓷材料的共同弱点：脆性大，耐冲击强度低。因此作为人工骨置换材料在承受较大张应力的部位应用时需要慎重。

表 3 - 2　HA 和人体硬组织机械性能对照

实验样品	抗压强度（MPa）	挠曲强度（MPa）	扭曲强度（MPa）	抗拉强度（MPa）	弹性模量（MPa）
HA 致密体	308～509	61～113	50～76	117	44000～88 000
致密人骨	89～164	160～180	50～68	89～114	15 800
人牙釉质	384	—	—	10.3	82 400
人牙本质	295	—	—	51.7	18 200

（三）生物学性能

HA 陶瓷由于分子结构和钙磷比与正常骨的无机成分非常近似，其生物相容性十分优良，对生物体组织无刺激性和毒性。大量的体外和体内实验表明，HA 在与成骨细胞共同培养时，HA 表面有成骨细胞聚集；植入骨缺损时，骨组织与 HA 之间无纤维组织界面；植入体内后，表面也有磷灰石样结构形成，因为骨组织与植入材料之间无纤维组织间隔，与骨的结合性好。

HA 种植体可以模仿人体骨组织中的网状多孔结构，有利于加强种植体和骨组织之间的结合。动物实验证实，要形成新骨长入，生物惰性多孔材料的孔径应不小于 $100\mu m$；而对于 HA 多孔体，$50\mu m$ 孔径的气孔内，就可有新骨生成，平均孔径 $90\mu m$ 的多孔体则显示最佳的骨形成姿态。HA 对软组织也同样具有良好的相容性，有人曾把纽扣状 HA 致密体植入手臂皮下，经过数年，植入体仍在皮肤中稳定存在，周围皮下组织未见异常。

五、羟基磷灰石在医学领域的应用

HA 材料在医学领域的应用是多方面的，最早的应用主要在口腔科和骨科方面。HA 人工牙根曾风靡一时，其与骨组织和黏膜组织的结合状态比氧化铝牙根来得好，但由于其耐冲击强度较低，所以在结构上不能制成较细或较复杂的形状，临床适应范围要比氧化铝牙根小。为了弥补 HA 强度的不足，目前常用的人工牙根多采用金属与 HA 复合的工艺制造。内芯为纯钛金属，埋入骨组织部分的钛表面通过等离子喷涂法喷涂一层 HA，这样既大大提高了人工牙根的机械性能，又保持了与骨组织形成紧密结合的良好生物学性能。

HA 多孔体常用于骨置换和骨缺损修复，如下颌骨重建、颅颌骨缺损充填等。HA 材料具有骨传导能力这一点已被各国学者所承认。多孔体结构与致密体相比表面积大幅度增大，这对于加速早期骨生长，促进植入材料与周围骨一体化是十分有利的。另外在眼科，目前已开始大量采用 HA 多孔体来制作义眼座。HA 义眼座具有内部互相连通的气孔结构，孔率高达 70% 左右。当 HA 义眼座被植入由于眼球摘除而出现的眼窝腔后，能与周围眼肌组织形成良好结合，从而有可能使义眼可以和正常眼睛一起同步转动，达到以假乱真的效果。HA 颗粒多用于少量骨缺损修复和骨囊肿骨腔的填塞，有时也和多孔体混合使用。颌骨囊肿是一种常见的口腔颌面外科疾患，由于其早期无明显症状，当外形改变或继发感染出现时囊肿已较大，治疗方法为手术刮除囊肿，由此而形成的骨腔往往是术后伤口感染的重要原因，有的还可因骨腔较大由外力引发病理性骨折。应用 HA 材料填塞，有利于术后出血及死腔消除，减少了感染机会。HA 材料使用方便，术后患者无任何不适，三个月后 X 线片上显示新生骨与 HA 颗粒和原来基骨融合成一体，表明囊肿骨腔已得到修复。HA 颗粒还大量用于牙周骨缺损修复、拔牙窝填塞、根管充填以及鼻整容等方面，都获得了满意的治疗效果。

六、发展前景

近年来，常用的骨骼代替品是金属、塑料以及陶瓷等，其中以钛和钛合金为主。但由于金属是生物惰性材料，与骨的结合是一种机械锁合，因此许多研究者尝试通过在钛合金表面形成一层 HA 涂层来提高其生物活性。但由于人工骨骼经常处于动载工作环境，会产生磨损和成分扩散等问题，其中不利于人体的成分会随血液扩散至病人的全身，对患者身体造成很大的伤害。例如，已经发现有很多使用金属人工骨骼的患者，在使用一段时期后就会出现牙齿以及皮肤等颜色变黑的现象，检测结果表明，其血液中含有大量的金属成分，牙齿以及皮肤等颜色变黑是由于金属成分的沉积造成的。一些学者通过自然体燃烧法、仿生法、添加造孔剂法、发泡剂法等方法制取了多孔骨组织工程支架材料，提高了其生物活性，但因其力学性能较低，没有得到广泛应用。所以人们又把目光转移到如何提高 HA 生物陶瓷的强度与韧性上来。

随着全球老龄化趋势的发展，未来人体硬组织替换材料将越来越受到人们的重视，HA 这类生物活性陶瓷也将具有广阔的研究价值和市场前景。由于生物陶瓷材料具有较大发展潜力和研究价值，从仿生原理出发，其制备成分结构与天然骨组织相近，而且满足种植提高力学性能要求的复合材料是当今研究的热点。生物活性 HA 晶须增强生物陶瓷材料必将为推动硬组织替代及修复材料的发展起到积极的作用。

HA 生物陶瓷的研究经历了很长的历史，在临床应用上已取得了一些成果，如良好的生物相容性、生物活性、结构吻合性等方面。但在如何提高材料的强度、韧性和如何解决陶瓷涂覆过程中的界面问题，以及如何制备力学性能、生物性能优秀的生物复合材料方面还有待深入研究和探讨。相信随着制备工艺的发展和对材料本质的不断深入了解，上述问题一定能够得到一个圆满的答案。同时，随着生物医学工程的进一步发展，HA 生物陶瓷材料必将更多地应用于临床医学，更好地造福于人类。

第三节　磷酸三钙

📖 **学习要点** --

β-TCP 具有良好的生物降解性和生物相容性，是最典型的生物可降解陶瓷，该章节讲解了其制备方法、降解机理以及应用现状。目前，其应用主要集中在 β-TCP 陶瓷人工骨、β-TCP 复合人工骨、β-TCP 药物载体三个方面。

可降解吸收陶瓷是生物活性陶瓷中很重要的一个分支，该类材料在植入初期起到替代缺损硬组织的作用，服役期间在生理环境中被逐步降解和吸收，并为新生组织替代。目前广泛应用的生物降解陶瓷是一系列磷酸钙基陶瓷，包括 α-磷酸三钙、β-磷酸三钙（β-TCP）、磷酸氧四钙等。其中，β-TCP 具有良好的生物降解性和生物相容性，当其植入人体后，降解下来的 Ca、P 能进入活体循环系统形成新生骨，因此它作为理想的骨替代材料已成为世界各国学者研究的重点之一。

α-TCP 的结晶系是单斜晶系，晶格常数 $a = 1.239nm$，$b = 2.728nm$，$c = 1.522nm$，$\beta = 126°60'$，密度为 $2.86g/cm^3$。β-TCP 的结晶系是三方晶系，$a = 1.032nm$，$c = 3.69nm$，密度为 $3.07g/cm^3$。它在 1200℃转变为高温相（α相），在水溶液中的溶解度是羟基磷灰石的 10~15 倍。

一、β-TCP 陶瓷的制备工艺

在 TCP 陶瓷的制备一般分三个步骤：粉末制备、成型和烧结。粉末的制备一般有湿法工艺、干法工艺、水热法工艺和醇化合物法。

（一）粉末的制备

1. 湿法工艺　包括可溶性钙盐和磷酸盐反应工艺、酸碱中和反应工艺。前者一般以 $Ca(NO_3)_2$ 和 $(NH_4)_2HPO_4$ 为原料，搅拌条件下将 $(NH_4)_2HPO_4$ 溶液按一定的速度滴加到 $Ca(NO_3)_2$ 溶液中，加入氨水调节 pH 为 11～12，经过滤、洗涤、干燥、煅烧（700～1100℃）成陶瓷粉末。合成的反应式为：

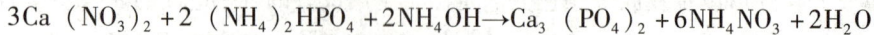

$$3Ca(NO_3)_2 + 2(NH_4)_2HPO_4 + 2NH_4OH \rightarrow Ca_3(PO_4)_2 + 6NH_4NO_3 + 2H_2O$$

酸碱中和反应工艺以 $Ca(OH)_2$ 和 H_3PO_4 为原料，将 H_3PO_4 滴加到 $Ca(OH)_2$ 的悬浮液中，静置、沉淀后进行过滤。此反应的唯一副产品是水，故沉淀无需洗涤，干燥后煅烧得到 β-TCP 粉末。

湿法工艺的生产装置简单而且容易操作，制备的前驱体粉末颗粒细小均匀、纯度高，但要求反应物的浓度不应太大；滴加速度也不能太快，生成的沉淀即使长时间的陈化（>24 小时），固液分离仍然困难，不适用于大规模的生产。

2. 干法工艺　是在温度高于 900℃条件下，非水固相反应制备 β-TCP 粉末。原料为 $CaHPO_4 \cdot 2H_2O$ 和 $CaCO_3$ 或 $Ca(OH)_2$，按下列反应式进行：

$$2CaHPO_4 \cdot 2H_2O + CaCO_3 \rightarrow Ca_3(PO_4)_2 + 5H_2O + CO_2$$

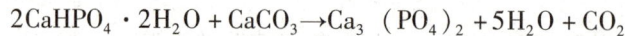

干法工艺制备的 β-TCP 粉末晶体结构无收缩，结晶性好；但晶粒粗，组成不均匀，有杂质存在。

3. 水热法工艺　应用较少，一般是在水热条件下，控制一定温度和压力，以 $CaHPO_4$ 或 $CaHPO_4 \cdot 2H_2O$ 为原料合成得到晶格完整、晶粒直径更大的 β-TCP 粉末。水热法对设备的耐腐蚀性要求较高，废液需要处理，反应条件对产物的生成和性质有较大的影响。

4. 醇化合物法　是采用较稳定的钙乙二醇化合物和具有一定活性、由 P_2O_5 与 n-丁醇反应生成的 $PO(OH)_x(OR)_3$ 产物为前驱体。引入醋酸可以有效控制前驱体间反应，避免两前驱体直接混合时产生沉淀。当醋酸与钙的摩尔比为 4 时，两前驱体以 n(Ca)∶n(P) =1.5 混合，可获得稳定混合溶液，将混合溶液溶剂蒸发后得到的干胶状粉末在 1000℃ 煅烧，可获得纯 β-TCP。该法制得的产物纯度高、颗粒超细、均匀性好、颗粒形状及尺寸可控；但是其原料价格高、有机溶剂毒性高及高温热处理时颗粒容易快速团聚，制约了这种方法的运用。

（二）β-TCP 的成型和烧结

磷酸钙陶瓷人工骨分为粉末型（使用时调成浆料）、颗粒型、多孔型和致密型。致密型表面只有微孔或表面光滑无孔，除力学性能较多孔型好之外，不利于骨组织和血管长入，因而在实际应用中多孔型占的比例大，特别是 β-TCP 生物降解陶瓷以多孔型为主。制作致密型材料的常用方法是先通过液压，将材料粉末挤压在特定的模具内，形成一定形状的材料坯块，然后在 800～1300℃ 下烧结。由于纯的 β-TCP 烧结温度过高不利于材料的制备，所以往往会加入适当的黏结剂使得在较低的温度下 β-TCP 颗粒得以相互黏结从而提供较好的力学强度。

多孔型磷酸钙陶瓷的制备方法有发泡法和加致孔剂法两种。

1. 发泡法　是将一定颗粒大小的 β-TCP 粉末和黏结剂按一定比例加蒸馏水球磨，倒出后蒸去一部分水，得到含一定水分的料浆；然后将松香放入饱和的 NaOH 溶液中煮沸，冷却得到发泡剂。将料浆与发泡剂均匀混合，倒入石膏模成型、脱模、干燥、烧结。采用发泡法容易制成一定形状、组成、密度的多孔陶瓷，但该方法的缺点是制备工艺复杂，容易产生小孔径闭口气孔，而且整个制备工艺过程不能精确地量化控制，许多情况需要靠经验来调节，导致成品率不高。

2. 加致孔剂法　目前使用的致孔剂有双氧水和一定粒径、形状的聚合物，如硬脂酸。这些聚合物在高温下可完全分解。加致孔剂法制备过程是将 β-TCP 筛分成一定粒径的粉末，加黏结剂和致孔剂并混匀，倒入石膏模型成型、脱模、干燥、烧结，即可制备出多孔 β–TCP 陶瓷。加致孔剂法方便简单，可以制得形状复杂、气孔各异的多孔材料，并且多孔 β–TCP 生物陶瓷的孔径、孔隙率人为可控，但是气孔率不是很高，气孔的分布不均匀。

二、β–TCP 陶瓷的生物相容性

生物相容性是指材料在生理环境中，生物体对植入的生物材料的反应和产生有效作用的能力。生物相容性是生物医用材料极其重要的性能，是区别于其他材料的标志，是生物医用材料能否安全使用的关键性能。

β–TCP 材料的体外实验显示，该材料具有良好的细胞相容性，动物或人体细胞可以在材料上正常生长、分化及繁殖；众多的动物体内实验和临床应用也表明：该材料无毒性、无局部刺激性、不致溶血或凝血、不致突变或癌变。由于其组织成分与骨组织无机成分相同，故植入体内无明显异物反应，局部无明显炎症反应。

三、β–TCP 陶瓷的降解机制

β–TCP 的降解过程与材料的溶解和生物体内细胞的新陈代谢过程相联系，一般包括物理解体、材料溶解、新陈代谢这几个阶段，这几个阶段不是孤立进行的，而是交叉进行、相互影响的。首先体液通过烧结不完全而残留的微孔浸入 β–TCP 陶瓷体，使连接晶粒的"细颈"溶解，从而解体为大小不一的小颗粒。小颗粒的材料表面在体液作用下发生溶解，发生如下反应：$4Ca_3(PO_4)_2 + 2H_2O \rightarrow Ca_{10}(PO_4)_6(OH)_2 + Ca^{2+} + 2HPO_4^{2-}$。继而在新陈代谢的作用下如吞噬细胞的作用导致材料完全降解。

吞噬细胞主要有多核细胞和破骨细胞，究竟哪种细胞对陶瓷材料的吸收过程起关键作用目前尚无定论。有学者证实破骨细胞起重要作用，因为破骨细胞表面伸出许多细长的突起，与 β–TCP 陶瓷颗粒接触形成封闭的细胞外吸收区。此外，破骨细胞可向细胞外分泌 H^+ 形成局部酸性环境。最近，又有学者发现多核细胞和破骨细胞共同参与其生物降解过程。β–TCP 的降解和吸收除受上述因素的影响外，还受组成成分、物质结构、孔隙率、宿主的个体差异、植入部位的变化等影响。前两种因素决定其降解的性质，后几种因素则影响降解程度。一般认为，孔隙率高的材料表面积大，与组织液和细胞接触面积也大，降解较快。

四、β–TCP 陶瓷在骨科中的应用

β–TCP 是一种与生物具有良好亲和性的生物陶瓷材料，它具有与人体骨骼组织成分相似的矿物组成，并具有良好的生物相容性，安全、无毒、无副作用，作为植入材料可引导新骨的生长；其作为人工齿根、人工骨、生物骨水泥等已得到广泛应用。目前，其应用主要集中在 β–TCP 陶瓷人工骨、β–TCP 复合人工骨、β–TCP 药物载体三个方面。

（一）多孔 β–TCP 陶瓷人工骨

β–TCP 有骨传导性，能够为骨组织的长入提供支架，可刺激骨形成。有人将多孔磷酸钙陶瓷植入狗的肌肉组织中，证实了磷酸钙陶瓷骨诱导性的存在。有人用多孔 β–TCP 陶瓷人工骨修复儿童骨缺损，结果显示，部分植入材料发生生物降解，被骨组织替代，全部病例的骨缺损均得到修复，患肢活动及负重恢复正常，无全身及局部不良反应，效果令人满意。

（二）β-TCP 复合人工骨

由于越来越多的其他材料及因子得到认识和开发，β-TCP 的应用也日趋丰富，形式多样，以 β-TCP 为基体，与活性因子（或成分）结合及其他磷酸钙类材料结合的复合人工骨也不断出现。例如，将 β-TCP 与 HA 按不同比例混合制成双相磷酸钙陶瓷，可使同 TCP 的易吸收性和 HA 的支架作用产生协同效应，材料性能大为改善。

（三）β-TCP 药物载体

药物载体可以使药物通过有效的途径达到体内需要的部位。理想的药物载体应具备以下功能：①药物控制释放，使需药部位的血药浓度维持在要求的范围内；②将药物有效输送到病患部位，减少对其他组织或器官的损伤；③在达到要求疗效的前提条件下，尽量减少给药量；④使用方便，易于被患者接受；⑤在通常环境下具有一定的物理和化学稳定性。

以 β-TCP 为基体的多孔陶瓷药物载体，具有良好的生物相容性、可降解性，降解产物无毒副作用，而且 β-TCP 有骨引导活性，可为新骨提供支架，能与周围组织牢固相连，可载各种抗生素、抗结核及抗肿瘤药。药物从载体内部孔道缓慢释放，可以通过改变孔隙率和孔径大小来控制释药速度，也可以通过施加外部影响（如超声波辐射）改变释药速度。所以多孔 β-TCP 陶瓷药物载体可谓是一种理想的药物载体。

第四节　生物活性玻璃

📔 **学习要点** -

讲解了生物活性玻璃的结构特性以及其在人体内的反应机理，并总结了几类常见生物活性玻璃的特点和临床应用现状。

- -

玻璃是一种经熔融、冷却、固化后的非晶态无机非金属材料，一般具有硬度高、透明、耐腐蚀、耐热等一系列良好的物理化学性质。玻璃曾一度被认为是一种惰性材料，在医学方面主要用做实验室器皿、试管和医用安瓿瓶等容器。后来的研究发现，某些玻璃不仅能参与血凝反应，而且能加速凝血，尤其是高硅氧微孔玻璃具有大的比表面积和很高的活性。20 世纪 60 年代开始人们把玻璃用于骨修复替代生物材料。

1971 年，佛罗里达大学的 Lary Hench 教授偶然发现将 $Na_2O-CaO-SiO_2-P_2O_5$ 系统的玻璃材料植入生物体内，作为骨骼或牙齿的替代物，材料中的组分可以同生物体内的组分相互交换或反应，最终形成与生物本身相容的物质，构成新生骨骼或牙齿的一部分。自此之后，不断有新型的生物活性玻璃被开发研制出来。例如，德国的 Bromerx 在原有生物活性玻璃成分的基础上，减少 K、Na 含量，增加 Ca、P 含量，合成出 Ceravital 玻璃；1982 年，日本京都大学的 Kokubo 小组在 $MgO-CaO-P_2O_5-SiO_2$ 四元体系中部分析出结晶的磷灰石和硅灰石，开发出高强度生物玻璃陶瓷——A-W 生物活性玻璃陶瓷，这类玻璃在体内环境以及一定的载荷条件下依然能长时间保持较高的力学性能。目前商品化的生物活性玻璃已经在临床上得到了广泛的应用（表 3-3）。

表 3 – 3　商品化生物活性玻璃的化学成分（质量分数）和相组成

生物玻璃	SiO$_2$(%)	P$_2$O$_5$(%)	CaO(%)	CaF$_2$(%)	MgO(%)	Na$_2$O(%)	K$_2$O(%)	Al$_2$O$_3$(%)	相组成
45S5	45.0	6.0	24.5			24.5			玻璃
Ceravital	40 ~ 50	10 ~ 50	30 * 35		2.5 ~ 5.0	5 ~ 10	0.5 ~ 3		磷灰石 + 玻璃相
Cerabone	34.0	16.2	44.7	4.6					磷灰石 + 玻璃相
Bioverit	19 ~ 52	4 ~ 24	9 ~ 30	5 ~ 15		3 ~ 5	3 ~ 5	12 ~ 33	磷灰石 + 玻璃相
A – W	34.0	16.2	44.7	0.5	4.6				磷灰石 + 硅灰石 + 玻璃相
Ilmaplant – Li	44.3	11.2	31.9	5.0	2.8	4.6	0.2		磷灰石 + 硅灰石 + 玻璃相

一、生物活性玻璃的结构和特性

作为生物材料重要组成部分的生物活性玻璃具有良好的生物相容性、生物活性和可加工性，不同于惰性生物陶瓷和可吸收生物陶瓷，生物玻璃和微晶玻璃是表面活性材料，能与人体骨或软组织形成生理结合。材料的生物活性取决于组分。生物活性玻璃一般为 CaO – SiO$_2$ – P$_2$O$_5$ 系统，部分含有 MgO、K$_2$O、Na$_2$O、Al$_2$O$_3$、B$_2$O$_3$ 等，玻璃网络中非桥氧所连接的碱金属和碱土金属离子在水相介质存在时，易溶解释放一价或二价金属离子，使生物玻璃表面具有溶解性，这是玻璃具有生物活性的根本原因。

1. 生物活性玻璃的结构　非桥氧所占比例越大，玻璃的生物活性越高，其结构特点如下。

（1）基本结构单元磷氧四面体中有 3 个氧原子与相邻四面体共用，另一氧原子以双键与磷原子相连，该不饱和键处于亚稳态，易吸收环境水转化为稳态结构，表面浸润性好。

（2）随碱金属和碱土金属氧化物含量增加，玻璃网络结构逐渐由三维变为二维、链状甚至岛状，玻璃的溶解性增强，生物活性也增强。向磷酸盐玻璃中引入 Al^{3+}、B^{3+}、Ga^{3+} 等三价元素，可打开双键，形成不含非桥氧的连续结构群，使电价平衡、结构稳定、生物活性降低。

2. 生物活性玻璃的特性　相对于其他生物材料，生物活性玻璃和微晶玻璃具有以下特性：

（1）生物活性高。不同的生物玻璃和生物微晶玻璃之所以能在临床应用上获得成功，均归因于其能与骨组织形成稳定且高机械强度的界面结合。根据生物材料活性不同，可将其分为：具有骨诱导作用的 A 类生物活性材料，如 Bioglass，植入体内后其表面快速反应并伴随 Si、Ca、P 和 Na 离子溶解，材料的溶解离子产物能在细胞水平上增强骨细胞增殖；只具有骨传导作用的 B 类生物活性材料，如合成羟基磷灰石烧结陶瓷，骨沿着其表面爬行生长。生物玻璃属于 A 类生物活性材料，植入人体后骨增殖速度大于或等于自体骨，其主要原因在于生物玻璃具有促进原始细胞增殖和分裂的显著特征。

（2）组成的可设计性和性能的可调节性。与单组分材料相比，生物玻璃可通过改变其成分或微晶玻璃中晶相的种类和含量来调节生物活性、降解性和机械性能等，以满足不同的临床需求。例如，在 CaO – SiO$_2$ 玻璃系统中引入少量磷，能显著提高材料的生物活性；在玻璃相中引入氟金云母和磷灰石相，能提高材料的可切削性能，并可保持材料的生物活性；通过对生物活性玻璃晶化，虽然材料的生物活性稍有降低，机械性能却大幅度提高。

相对于传统熔融法制备的玻璃而言，溶胶 – 凝胶法制备的玻璃或多孔生物玻璃显著提高了比表面积并影响着网络结构，加速了生物玻璃的降解。溶胶 – 凝胶生物活性玻璃在体内不但能与骨组织牢固键合，还能够与软组织键合，在一定成分范围内具有可控释放和降解的能力，是目前唯一能诱导生长因子生成、促进细胞繁殖、活化细胞基因表达的人工合成的无机材料，已用于填充治疗小型骨骼缺损、治疗牙周疾病以及牙槽骨的增高和增宽术。采用溶胶 – 凝胶工艺制备的可加工的生物活性微晶玻璃制成复杂的植入体，它具有较高的机械强度，植入体内后能与周围组织交互生长为骨性结合，作为种植体植入材料具有良好的应用前景。

二、生物活性玻璃的作用机制

（一）生物玻璃的表面反应机制

生物玻璃植入体内后，表面溶解并形成类骨磷灰石层是其与骨形成结合的根本原因，本质上是一个发生在植入体表面的依赖时间的动力学过程。生物活性玻璃与骨结合过程大致为 $Si-OH$ 在界面处形成、发生缩聚反应 $Si-OH + Si-OH \rightarrow Si-O-Si$、形成无定形相 $Ca^{2+} + PO_4^{3-} + CO_3^{2-}$、碳酸羟基磷灰石（HCA）晶体、HCA 层表面吸附生物基团、巨噬细胞作用、干细胞吸附、干细胞分化、生成基体、基体结晶化。不含碱金属离子的 A/W 微晶玻璃与体液接触后，玻璃基质和硅灰石晶相的溶解释放出大量 Ca^{2+} 和 Si^{2+}，Ca^{2+} 的溶解提高了周围环境中形成磷灰石的活性，而 Si^{2+} 的溶解则为磷灰石成核提供了合适的空间。磷灰石相由于溶液中离子浓度过饱和而不会溶解，从而形成富磷灰石的粗糙表面层，为磷灰石的沉积提供适宜成核空间。另外，由于体液中 Ca^{2+} 和 PO_4^{3-} 浓度过饱和，磷灰石层在 A/W 微晶玻璃表面自发生成。

对于不同的活性玻璃系统，由于 P_2O_5 均未参与表面反应，因此即使在不含 P_2O_5 的 Na_2O-SiO_2 玻璃表面也有磷灰石层形成。基于 $CaO-SiO_2$ 系统的玻璃，在体内或模拟体液内表面会先于磷灰石层形成硅溶胶层，为磷灰石的形成提供了成核空间；不含 P_2O_5 的 $Na_2O-CaO-SiO_2$ 系统玻璃可在模拟体液中形成磷灰石层并在体内与骨结合，而 $CaO-P_2O_5$ 系统玻璃却没有磷灰石层形成。

（二）生物玻璃与细胞的协同作用

生物玻璃植入后与骨的融合依靠骨原细胞的黏附和增殖以及细胞间质的形成与矿化，而体内的生物分子和细胞影响着玻璃的表面反应，体外模拟人体体液浸泡实验和细胞培养实验可模拟体内各种物质对生物玻璃和细胞间作用的影响。不少研究发现，在体外实验中加入血清会减缓结晶磷灰石层的生成速度；许多生物分子，包括氨基酸、糖类和体内物质（如焦磷酸盐）都会减缓 HCA 层的形成并影响矿化，原因可能为：①蛋白和磷灰石晶格反应干扰了晶体生长；②溶液中 Ca^{2+} 与带负电荷分子的螯合作用降低了溶液中 Ca^{2+} 的浓度并提高了 Ca^{2+} 在 Si 溶胶层上的沉积，使之低于结晶磷灰石（c-HA）形成所需的浓度或降低饱和度；但在生物玻璃基质上培养细胞时，血清中纤维粘连蛋白能增强成骨细胞的黏附和活性，产生更多的细胞间质，调节 c-HA 的生成并加快 c-HA 形成速度。

三、常见的生物活性玻璃

常见的生物玻璃能与骨组织形成生理结合，这种结合力往往大于生物玻璃或骨组织的内部结合力，测试组织与生物玻璃的结合强度时，断裂往往发生在骨组织或生物玻璃内部，而不是二者的结合界面上，一些生物玻璃甚至能与软组织结合。生物活性玻璃或微晶玻璃在植入后表面溶解出的硅离子能为 HCA 形成提供合适成核位置，而体液中的和溶解产生的钙、磷离子则沉积生成富钙、磷无定形层并最终转化为能与组织紧密结合结晶 HCA 层界面，其化学组成和结构上均与骨组织中的矿化相相近。生物惰性材料植入体内后，成纤维细胞在其表面增殖，最终形成纤维组织包囊；而生物活性玻璃或微晶玻璃植入体内后，成骨细胞较成纤维细胞更易在 HCA 层表面增殖，从而和新骨直接结合而不会在界面处产生纤维组织包裹。

（一）$Na_2O-CaO-SiO_2-P_2O_5$ 系玻璃（Bioglass）

Bioglass 是第一种能在生物体内与自然骨牢固结合的玻璃，该玻璃在组成上的特点有：高钙磷比，

SiO_2 的摩尔含量少于 60%，Na_2O 和 CaO 含量较高。所以该类生物玻璃接触水相介质，如模拟体液时具有相当高的反应活性。将这种玻璃植入骨骼的缺损部位后并不生成软组织膜而直接与生物骨骼形成紧密的化学结合。由于玻璃中 Na_2O 和 CaO 含量较高，植入人体后 Na^+ 和 Ca^{2+} 迅速溶出，同时体液中 H_3O^+ 进入玻璃面，形成大量的 Si—OH 基，Si—OH 基与人体液中的 Ca^{2+} 及 HPO_4^{2-} 结合形成非晶态的磷酸钙，随之又向与骨类似的磷灰石转变。由玻璃溶出的 Na^+ 和 Ca^{2+} 使周围体液中磷灰石成分增加，促进了磷灰石晶核生成。而一旦晶核形成后，由于体液在通常状态下对磷灰石处于过饱和状态，体液中的 Ca^{2+} 与 PO_4^{3-} 即可生成磷灰石。由上述可知，Na^+ 和 Ca^{2+} 溶出也促进了骨的形成。

（二）$MgO - CaO - SiO_2 - P_2O_5$ 系微晶玻璃（A—W 微晶玻璃）

该微晶玻璃的代表组成为（质量%）：MgO 4.65，CaO 44.9，SiO_2 34.2，P_2O_5 16.3，CaF_2 0.5。熔成玻璃后将其粉碎，然后成形压制成所需的形状后，在烧结过程中形成氧-氟磷灰石 $[Ca_{10}(PO_4)_6(O, F_9)]$ 以及 β-硅灰石结晶，成为气孔率为 0.7% 的致密微晶玻璃（A—W 微晶玻璃）。将 A—W 微晶玻璃继续升温，β-硅灰石晶体量增加，而氧-氟磷灰石的一部分与玻璃相反应转变为 $β-3CaO \cdot P_2O_5$ 晶体（A—W—CP 微晶玻璃）。应用试验表明，A—W 微晶玻璃可用于制造人工脊椎骨、肋骨等。

（三）$Na_2O - K_2O - MgO - CaO - SiO_2$ 系微晶玻璃（Ceravital）

Ceravital 既具有 $Na_2O - CaO - SiO_2 - P_2O_5$ 系玻璃与骨结合的特点，又可避免较多的 Na^+ 和 Ca^{2+} 长时期溶出后形成低强度的 SiO_2 凝胶层。组成中 Na_2O 含量低，但经过热处理后玻璃中含较多的磷灰石晶体，这既使玻璃提高了机械强度，又具有生物活性。将其植入动物体后，与骨缺损部位形成牢固的化学结合。Ceravital 可用于不承受或少承受弯曲应力的牙根、颚骨等部位。

（四）可加工生物微晶玻璃

云母基玻璃陶瓷具有优良的可切削性，在常温状态下用普通切削刀具（如高速钢、硬质合金及砂轮等），通过传统的机械加工方法（车、铣、钻等）可加工出具有一定形状、尺寸精度及表面质量的玻璃陶瓷制品。具有这种优异的可切削性的原因在于云母相结构中（001）面结合力十分薄弱，成为良好的解离面，在外力作用下，晶体中裂纹很容易通过（001）面扩展，而云母晶体相互交错，形成的裂纹沿薄弱面从一个晶片扩展到另一个晶片，抑制了裂纹的自由扩展，裂纹发生了偏转和分叉，使其可以切削而不致破碎。云母玻璃陶瓷中含有氟磷灰石，而氟磷灰石在成分和结构上与人体骨和牙齿中所含磷灰石十分相似，从而提高了材料的生物活性和生物相容性。氟元素在骨、牙齿的生长发育过程中发挥着重要的作用，可促进骨细胞的分化和增殖，从而改善材料与骨的结合。因此云母玻璃陶瓷材料在骨科和牙科修复方面具有良好的应用前景。

（五）可溶解磷酸盐玻璃

可溶解磷酸盐玻璃基于 $P_2O_5 - Na_2O - CaO$ 体系，其网络形成体为 $[PO_4]$，不同于上述以 $[SiO_4]$ 为网络形成体的玻璃。其溶解度可通过 CaO 和 Na_2O 的相对含量来调节，Na_2O 含量增加，则溶解度提高且 pH 升高。其溶解产物沉积生成透钙磷石并最终转化为磷灰石。

（六）多孔生物玻璃或微晶玻璃

多孔材料的高孔隙率和较大的孔径导致材料表面积增大，进而提高了材料与人体体液或组织的作用范围，增强了材料与组织的界面结合强度，这种结合被称之为生物固定，相对于密实植入体的形态固定能够承受更大和更复杂的应力。但是，为了维持组织的正常生长，对长入多孔生物材料中的联接组织需提供充分的血液，而血管组织一般不长入孔径小于 $50\mu m$ 的孔隙中，所以植入材料的孔径要大于 $50\mu m$。

不同孔隙率的 A/W – GC 颗粒对骨传导性的影响表明，骨组织在孔径较大（50～500μm）的颗粒孔隙内形成，而在孔径较小（1～50μm）的孔隙内则不能形成。多孔生物玻璃在组织工程支架和生长因子载体方面有良好的应用前景，但对生长因子的缓释、材料的降解速度调控以及因此引起局部离子浓度改变对其功能的影响等尚需深入研究。

（七）磁性生物玻璃

近些年来，将磁性元素引入生物玻璃中制备磁性生物玻璃，获得结构和性质类似于人体组织的生物材料，使其既具有磁性又具有生物活性，并可以通过改变组成对其功能进行调节和控制，以适应不同的要求，已成为生物材料开发和研究中最为活跃的领域之一。这种材料植入体内后，表面与体液发生一系列化学反应，形成类骨磷灰石层，并借此与组织形成化学键合，促进组织修复而在交变磁场作用下，磁体内分子状态会不断变化，通过反复磁化中所产生的能量损失，即磁滞损耗，使温度上升进行肿瘤热疗；同时还可以发挥其他方面的功能。这种新兴材料，具有广阔的应用前景，被各国科学家所青睐，如何提高磁性生物活性玻璃的综合性能成为近年来研究的焦点。

四、展望

虽然生物活性玻璃有众多优点及应用，但是其在生物材料领域的应用却不及磷酸钙系陶瓷，其中一个重要的原因是生物玻璃中多数含有硅的成分，硅在体内不能降解并且其代谢机制目前不是很清楚，不论生物玻璃在人体内植入时间的长短，其最终都不可能转化为与人体骨组织类似的物质，所以患者和医生不容易接受这种材料；而可溶解的磷酸盐玻璃体系一般含钠，溶解使得局部离子浓度和 pH 发生较大变动，影响周边细胞和组织的功能，并有可能影响体内的离子平衡。所以生物活性玻璃要想得到更广泛的应用，首先要研究硅在人体内的代谢机制，成分中与人体骨不一致的成分要能降解，最终形成与人体骨矿物相类似的成分。目前所使用的生物玻璃能通过表面化学反应产生磷灰石层与骨结合，但不能降解或降解速度很慢。而下一代生物活性材料要求能在分子水平上刺激特定的细胞反应而加速组织再生，要求生物材料能为人体所吸收，其降解的速度应与组织生成的速度一致，并且在骨重建过程中始终能保持足够的强度。因此生物玻璃的研究应同组织工程和基因工程结合起来，充分利用生物玻璃的组分与性能可设计性，调控降解速度并激活成骨细胞基因，达到加速组织再生的目的。

第五节   陶瓷基生物医用复合材料

📖 **学习要点** -

讲解了陶瓷基生物医用复合材料的性能改进及应用，并指出复合材料在仿生材料研制、生理活化和组织工程领域等将会取得更大的应用前景。

- -

一、概述

复合材料是一种多相材料，一般由连续相的基体和被基体包容的增强相复合而成。复合材料不仅保持了原组分的优点，还能使得原组分在性能上取长补短，产生协同效应，获得原本不具备的特性。尽管陶瓷植入材料在生物相容性等方面较传统的金属材料和高分子材料有较大的优势，但其本身也存在着脆性大、缺乏骨诱导性等缺点。因此，单一组分的陶瓷植入材料已经难以完全满足临床应用的需要。陶瓷基医用生物复合材料能够在陶瓷植入材料的基础上获得新的性能，它的出现为生物医用材料的发展开辟了新的道路，陶瓷基医用生物复合材料已成为陶瓷植入材料研究中最为活跃的领域。目前研究和应用的陶瓷基生物医用复合材料主要分为两大类：生物陶瓷与陶瓷复合材料以及生物陶瓷与高分子复合材料。

二、生物陶瓷与陶瓷复合材料

（一）HA/TCP 复合材料

羟基磷灰石（HA）和磷酸三钙（TCP）都具有良好的生物相容性，临床上广泛应用于骨修复。具有恰当比例的 HA/TCP 双相陶瓷在体内早期成骨明显，甚至可以在某些生物体的软组织中也可诱导成骨，具有良好的生物相容性。

（二）HA - 生物活性玻璃复合材料

HA 具有良好的组织相容性和骨引导性，而生物活性玻璃具有骨形成作用及较快的降解速率，可以加速新骨的形成。而且生物玻璃中的 Na^+、K^+ 等离子交换和 Si 的渗出，会减弱 HA 的稳定性，促进 Ca^{2+} 的溶解，故多孔 HA - BG 具有比多孔 HA 更快的溶解速率。将这二者复合，可以得到既具有良好的生物相容性及降解性，又有一定机械强度的较理想的骨修复材料。

（三）HA - ZrO_2 复合材料

由于羟基磷灰石本身力学性能较低，可以通过与第二相材料复合来解决这个问题。由于第二相颗粒如氧化锆、氧化铝等具有较好的机械力学性能，将它们加入羟基磷灰石粉体中，烧结成块状材料后，当材料由于受到外加应另而产生裂纹时，第二相颗料能够有效地吸收能量，防止微裂纹的进一步扩展，从而提高材料的机械力学性能。氧化锆（ZrO_2）特别是含钇的四方氧化锆（Y - TZP）是一种具备优良室温力学性能的结构陶瓷，在复相材料受到破坏时，氧化锆可以更多地承担负荷，从而使 HA 的抗弯强度得以提高。Y - TZP 的粉体非常细小，细小粉体的存在有效地阻碍了 HA 在预烧过程中生长和团聚，使 HA 粒子得以细小化及趋于球形化。因此，含 Y - TZP 的 HA，基体晶粒较细，减小了初始裂纹的尺寸，从而改善了材料的力学性能。同时，Y - TZP 与 HA 具有良好的物理相容性。这些均表明含 Y - TZP 的 HA 陶瓷有望成为良好生物相容性的复相陶瓷。

三、生物陶瓷与高分子复合材料

目前几乎所有的生物体组织都是由两种或者两种以上的材料所组成，如人体的骨骼、牙齿就可以看做是由胶原蛋白、多糖基质等天然高分子构成的连续相和弥散于基质中的羟基磷灰石复合而成的复合材料。这种材料的力学性能乃至功能都会随着其中的组分和比例的变化而变化。生物陶瓷与高分子复合材料一方面利用高弹性模量的生物无机材料增强高分子材料的刚性，并赋予其生物活性；另一方面又利用高分子材料的可塑性改善陶瓷材料的韧性。

目前生物陶瓷与高分子复合材料的研究和应用还不是十分成熟，应用于临床的材料种类还很少，但发展此类材料是研究开发人工器官、人工修复材料和骨填充材料的重要方向，具有广阔的应用前景。下面主要介绍几种常见的生物陶瓷与高分子复合材料，包括 HA - 胶原复合材料、HA - PDLLA 复合材料和碳纤维增强 PMMA 复合材料。

（一）HA - 胶原复合材料

由于羟基磷灰石和胶原蛋白是天然骨中最主要的无机和有机成分，且从仿生角度出发，合成的材料与天然骨的成分越相似，越有利于细胞在材料上的黏附和增殖。所以，合成成分和结构与天然骨类似的 HA－胶原复合材料是国内外生物材料学家研究的热点。

基于生物材料本身应用的特点，使得对 HA－胶原复合材料的研究不仅限于材料的合成或制备，同时在与细胞的结合过程中，因细胞生长的特别要求，而使其合成方法不断地变化和创新。另外，对纳米羟基磷灰石和胶原的复合材料，目前还仅限于密实体或作为药物载体的使用。对于这类材料的制备和成型以及其相应的生物相容性和生物降解性还需要进一步的研究。

（二）HA－PDLLA 复合材料

PDLLA（聚 DL－丙交酯）具有良好的生物相容性和可降解性，是一种中等强度的聚合物，已被用作控制释放药物载体材料和内固定材料，但此材料缺乏刚性和骨结合能力，对 X 射线具有穿透性，不便于临床上的显影观察。将 PDLLA 与 HA 颗粒复合有助于提高材料的初始硬度和刚性，延缓材料的早期降解速度，便于骨折早期愈合，还可提高材料的生物活性和骨结合能力。此外，还可提高材料对 X 射线的阻拒作用，便于临床上的显影观察。

由于 HA 粒子表面带有大量的极性羟基基团，在其合成、储存过程中，粒子极容易发生团聚，甚至可能结块。HA 在有机基体中难以均匀分散，限制了 HA－PDLLA 复合材料性能的提高。复合材料的制备工艺对填料在基体中的均匀分散以及复合材料的性能有很大影响，关于 HA－PDLLA 复合材料的制备工艺，目前主要有熔融共混法、溶液共混法、直接喷涂法、原位聚合法、纤维复合法等几种。

1. 熔融共混法　是一种传统的方法，也是最常用、最简单复合材料的制备方法。它是在机械力作用下将羟基磷灰石粒子直接加入到聚合物基体中，在基体的熔点或玻璃化温度以上共混制备。熔融共混法制备 HA－PDLLA 复合材料时，由于 PDLLA 易热降解，热压温度不可太高且只能在聚乳酸相对分子质量不太高时采用。溶液共混法是将 PDLLA 溶解在溶剂中，加入 HA 并分散在 PDLLA 基体中，然后挥发溶剂制备出复合材料。共混法将 HA 与 PDLLA 的合成分步进行，容易操作，但要实现无机粒子 HA 在基体中的均匀分散有一定的困难。共混过程中，除可采用分散剂、偶联剂、表面活性剂等来改善分散效果外，还可采用超声波等措施进行辅助分散。

2. 原位聚合法　是制备复合材料的一种较为新颖的方法，可分为原位本体聚合、原位乳液聚合、原位分散聚合及原位悬浮聚合等。运用原位聚合制备 HA－PDLLA 复合材料是先使 HA 粒子分散在聚合单体中，然后引发单体进行聚合反应，可以实现填充粒子在基体中的均匀分散。该技术基体在填充过程中经一次聚合成型，不需热加工，避免了由此产生的热降解，保证了复合材料的各种性能的稳定。

（三）碳纤维增强 PMMA 复合材料

PMMA（聚甲基丙烯酸甲酯）具有生物相容性好、强度高、成本低和易成型等优点，在国内外大量应用于临床领域。但作为骨组织支撑材料，PMMA 脆性较大，抗冲击性能差；在骨水泥界面易形成纤维，既不能被吸收，也不利于骨骼生长。而广泛应用于航空航天领域的碳纤维具有密度低，比强度、比模量高的特点，同时它又是一种生物惰性材料，在人体中的化学稳定性好，无毒性，与人体肌肉、韧带组织的生物相容性也较好。

碳纤维增强 PMMA 骨水泥，通常含碳纤维 2%～6%，其抗拉强度和弹性模量比单纯的 PMMA 骨水泥可分别提高 50% 和 40%，抗疲劳和抗蠕变性能也大大提高，同时可以使 PMMA 骨水泥的聚合温度降低 10℃。有学者研制出了用于颅骨缺损修补的碳纤维/玻璃纤维混杂增强 PMMA 复合材料，其抗弯强度、弹性模量及抗冲击性能均优于人体颅骨材料，同时具有和人体颅骨材料相近的硬度，是一种理想的体内植入材料。为了同时改善 PMMA 的生物相容性和力学性能，也可以采用碳纤维和纳米 HA 共同对其进行改性。

四、生物陶瓷复合材料的展望

作为生物复合材料中的重要分支，生物陶瓷复合材料已经成为该领域最为活跃的分支，目前生物陶瓷复合材料的发展趋势主要包括以下几个方面。

1. 仿生材料 生物体自身的组织就是最为理想的生物材料，天然生物材料经过亿万年的演变进化，形成复杂精巧的结构和并具有奇妙多彩的功能。所以遵循自然规律，从材料科学的观点对其进行观察、测试、分析、计算、归纳和抽象，找出有用的规律来指导复合材料的设计与研究，制备成分、结构与天然骨组织相接近的复合材料，能获得生物相容性好、具有良好生理效应和力学性能的人工骨替代材料。

2. 生理活化 材料生理活化研究是生物医用复合材料发展的一个重要方向，它利用现代生物工程技术，将生物活性组元引入生物材料，加速材料与机体组织的结合，并参与正常的生命活动，最终成为机体的一部分。目前，该项研究已在国内外引起关注。胶原与多孔羟基磷灰石陶瓷复合，其强度比 HA 陶瓷提高 2~3 倍，胶原膜还有利于孔隙内新生骨的长入，植入狗的股骨后仅 4 周，新骨即已充满大的孔隙。具有诱导成骨作用的骨形态蛋白同磷酸钙生物陶瓷复合，可赋予仅具有传导骨生长作用的磷酸钙生物陶瓷以诱导成骨能力，从而为具有长寿命的新一代人工骨材料的研制展现了良好的前景。

3. 组织工程材料研究 生物材料的研究目前已从植入材料与生物组织的界面相容性、植入材料的力学相容性研究转移到组织工程材料研究。它通过建立适当的组织再生环境，调动生物组织的主动修复能力诱导组织再生。组织工程材料的研究为利用细胞培养制造生物材料和人造器官开辟了光明前景。

🔗 知识链接

作为玻璃界的"医疗兵"，生物活性玻璃（BG）在组织修复领域应用广泛。它是一类能对机体组织进行修复、替代与再生，并且可在界面处引发特定的生物反应实现组织与材料之间的键合作用的一类材料。为了拓宽 BG 的应用，公认的生物活性离子被加入到 BG 中，以提供成骨、血管生成、抗炎和抗菌作用，甚至在生物医学应用中不常见的元素，也被掺杂到 BGs 中，以增强其生物和物理性能。BGs 已被广泛用于骨组织修复、药物递送、肿瘤治疗、创面修复、支架涂层和生物成像等领域。

目标检测

答案解析

一、不定项选择题（每题至少有一个正确答案）

1. 下列属于生物活性陶瓷材料的是（ ）

    A. 氧化铝陶瓷

    B. 羟基磷灰石

    C. 磷酸三钙

    D. 活性玻璃

2. 下列属于羟基磷灰石特性的是（ ）

    A. 强度很高，可用于制作承力植入物

    B. 易溶于酸，难溶于碱

    C. 脆性大，抗冲击强度差

    D. 生物相容性好，对组织无刺激和毒性

3. 常见的生物活性玻璃有（ ）

    A. $MgO - CaO - SiO_2 - P_2O_5$ 系微晶玻璃（A – W 微晶玻璃）

    B. $Na_2O - CaO - SiO_2 - P_2O_5$ 系玻璃（Bioglass）

    C. $Na_2O - K_2O - MgO - CaO - SiO_2$ 系微晶玻璃（Ceravital）

    D. $P_2O_5 - Na_2O - CaO$ 体系可溶解磷酸盐玻璃

二、思考题

1. 相对于其他生物活性陶瓷材料，生物活性玻璃和微晶玻璃具有哪些突出的优点？

2. 简述生物陶瓷复合材料的发展趋势。

书网融合……

本章小结

第四章　纳米生物陶瓷材料

岗位情景模拟

情景描述　李某在新买的一款牙膏上看到有"添加纳米抗菌剂，能够有效防止龋齿"的宣传内容，他很好奇，于是翻阅了很多关于纳米材料的书籍，发现纳米材料原来有如此多的功能，而且已经在日常生活中有很多应用。

讨论　纳米材料有哪些特性？纳米材料特殊性能产生的原因是什么？纳米材料在生活中有哪些应用呢？

纳米材料学的蓬勃发展始于 20 世纪 80 年代末。伴随着 1990 年 7 月第一届国际纳米科学技术会议与第五届国际扫描隧道显微学会议的召开以及《纳米技术》《纳米生物学》两种国际期刊的问世，纳米材料学正式成为材料科学的一个新分支。由于纳米材料具有其他传统材料所不具备的奇异的物理学、化学和力学性质，因此在众多的领域和行业中都具有广泛的应用前景。

随着纳米材料研究的不断深入，人们开始考虑将"纳米化"的概念引入到生物材料中。目前纳米技术在生物材料方面的研究在一些领域已经开始发挥重要的作用。例如，磁性纳米生物材料可以制成具有磁导向性的药物载体微球，在外加磁场的作用下靶向定位于作用对象，从而提高疗效，降低副作用；纳米金粒子可以用于 DNA 分子的比色检测；利用一端为亲水性 RGD，另一端含磷酰化氨基酸残基的两亲性多肽可以通过 pH 介导自组装形成纳米纤维，并作为模板诱导羟基磷灰石结晶生长，这种纳米纤维与矿化羟基磷灰石形成的复合材料可重现细胞外基质，而且羟基磷灰石晶体的 C 晶轴与纤维的长轴方向一致，与天然骨骼中胶原纤维和羟基磷灰石晶体的排列方式一致。有些高分子纳米材料具有无毒、亲水、生物相容性和细胞亲和性好以及可降解等优点，因而成为组织工程尤其是组织工程支架用材料。

第一节　纳米生物材料概述

学习要点

纳米生物材料是指在三维方向上至少有一维处于纳米尺度范围（1～100nm）的生物医用材料。纳米生物材料具有小尺寸效应、表面效应、量子尺寸效应、宏观量子隧道效应等基本效应。目前纳米颗粒的制备方法多种多样，按照反应物的聚集状态主要可以分为固相法、液相法和气相法，以及在这些基本方法的基础上衍生出的其他方法。

一、纳米生物材料的概念和基本效应

纳米生物材料是指在三维方向上至少有一维处于纳米尺度范围（1～100nm）的生物医用材料。它能对生物材料进行诊断、治疗、修复或者替换病损组织。自然界对纳米材料并不陌生，在自然界中可以找到各种纳米结构和复杂的纳米材料，事实上生物体的骨骼、牙齿等处都发现了纳米结构的存在，而且核酸和蛋白质这两种最能体现生命特征的物质也在纳米尺度的范围内。而纳米生物材料的发展也为生物科技的研究带来了新的方向。与一般的纳米材料一样，纳米生物材料也具有小尺寸效应、表面效应、量子尺寸效应、宏观量子隧道效应等基本效应。

（一）小尺寸效应

当颗粒尺寸处于纳米尺度时，由于粒子包含的原子数很少，使得材料的声、光、电、磁、热等物理性质发生变化，这样的效应称为小尺寸效应，也称体积效应。光学性质方面，由于金属纳米粒子对光的反射率极低，导致所有的金属在纳米颗粒状态下均呈黑色；热力学性质上，相比于块体状态下，纳米金属颗粒的熔点要低得多，如金的常规熔点为1064℃，而当颗粒尺寸减小到2nm时熔点仅为327℃，金属银的粒子尺度下降到5nm熔点仅为100℃；磁学性质方面，大块纯铁的矫顽力约为80A/m，而当尺寸减小到20nm以下时其矫顽力可增加1000倍，若颗粒尺寸进一步减小到6nm以下其矫顽力反而变为零（表现出超顺磁性）。

（二）表面效应

纳米粒子的表面原子数与总原子数之比随粒径减小而急剧增大所引起的性质变化称为表面效应。随着粒子粒径的减小，表面原子数急剧增大。当纳米粒子的粒径为10nm时，表面原子数占总原子数的20%；粒径为2nm时，表面原子数占原子总数的80%；当粒径减小到1nm时，99%的原子都集中到了粒子的表面，如图4-1所示。

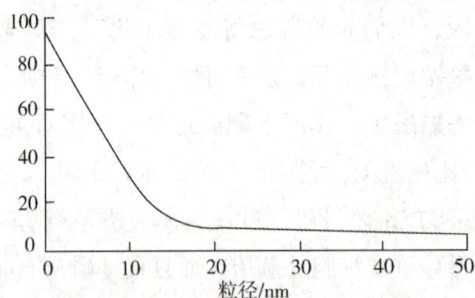

图4-1　粒子表面原子数占总原子数比例与粒径的关系

由于表面原子存在大量悬空键，具有不饱和性，因此纳米晶粒表现出很高的化学活性。例如，一些无机纳米粒子暴露在空气中能吸附气体并与气体发生反应，而金属纳米粒子暴露在空气中将会发生燃烧。这些特性使得纳米粒子在催化、吸附等方面具有广阔的应用前景。

（三）量子尺寸效应

当粒子尺寸下降到玻尔量子半径附近时，金属费米能级附近的电子能级由准连续能级转变为离散能级，并且纳米半导体微粒存在不连续的最高被占据分子轨道和最低未被占据的分子轨道能级而使能隙变宽的现象称为量子尺寸效应。

20世纪60年代，久保等针对金属超微粒子费米面附近电子能级状态分布提出了著名的久保理论，其中包括简并费米液体假设和超微粒子电中性假设两个重要的假设；另外针对低温下电子能级的离散性采用电子模型求得金属纳米晶粒的能级间距 δ 为

$$\delta = \frac{4E_F}{3N}$$

式中，E_F 为费米能级；N 为粒子中的总导电电子数。

由式（4-1）可知，当粒子为宏观物体时可以认为 N 趋于无穷大，因此能级趋于零，所以宏观物体的能级几乎是零；而对于纳米微粒 N 值是很小的，因而方有一定的值，即能级发生分裂。当能级间距大于热能、磁能、静电能、光子能量或超导态的凝聚能时，量子尺寸效应将会导致纳米微粒的电、磁、声、光、热性能发生显著变化，如导电性能的转变以及光谱线频移。

（四）宏观量子隧道效应

宏观量子隧道效应是指纳米粒子的一些宏观量（如磁化强度）具有贯穿势垒的能力。这一效应限定了磁盘、磁带等存储介质的存储时间极限，因为它不但是未来微电子器件的发展基础，也是其进一步微型化的极限。例如，在制造半导体集成电路时，当电路的尺寸接近电子波长时，电子将通过隧道效应而穿透绝缘层，使器件无法正常工作。因此，宏观量子隧道效应已成为微电子学、光电子学中的重要理论。

二、纳米生物材料的制备方法

随着纳米技术应用研究的不断发展，纳米材料的研究种类已经涉及无机材料、有机材料、非晶态材料、复合材料等；同时特定领域的应用往往需要特定尺寸的均一纳米颗粒，纳米颗粒的形貌和结构也会对其功能产生重要的影响。因此，制备高纯、超细、均匀的纳米颗粒对于获得有应用价值的纳米颗粒、实现纳米材料产业的规模化至关重要。目前纳米颗粒的制备方法多种多样，按照反应物的聚集状态主要可以分为固相法、液相法和气相法，以及在这些基本方法的基础上衍生出的其他方法。

（一）固相法

固相法主要包括物理粉碎法、固相物质热分解法、旋转涂层法和机械合金法等。固相反应不使用溶剂，具有高选择性、高产率、低能耗、工艺过程简单等特点。

1. 物理粉碎法 是通过机械粉碎、电火花爆炸等制备纳米粒子。其原理是利用原料和介质之间的相互研磨和冲击，以达到使微粒超细化的效果，但很难使粒径小于100nm。这种方法的特点是操作简单、成本低，但产品的纯度低，颗粒分布不均匀。

2. 固相物质热分解法 是利用金属化合物的热分解来制备超微颗粒，但其粉末易固结，还需要再次粉碎，成本较高。

3. 旋转涂层法 是一种比较新的制备方法，采用这种方法将聚苯乙烯微球涂覆到基片上，由于转速不同，可以得到不同的空隙度。然后用物理气相沉积法在其表面沉积一层银膜，经过热处理，即可得到银纳米颗粒的阵列。中国科学院物理研究所开发了对玻璃态合金在高压下纳米晶化的方法。

4. 机械合金法 是美国 INCO 公司 Banjamin 为了制作 Ni 的氧化物粒子弥散强化合金而研发的一种新工艺。该工艺流程简单、制备效率高，而且能制备出用常规方法难以获得的高熔点金属或纳米合金材料，但在制备的过程中易引入杂质，颗粒的分布也不均匀。王尔德等向用机械合金化方法以镁粉、镍粉

和五氧化二钒，在氢气作为保护气条件下，直接通过球磨制备纳米晶复合物 Mg – Ni – V$_2$O$_5$。对于固相反应，反应速率是影响粒径大小的主要因素，而反应速率是由研磨方式和反应体系所决定的。另外，表面活性剂的加入对改变颗粒的分散性有明显作用，其用量对粒径大小的影响存在最佳值。不同的反应配比对产物的均匀程度也有影响，一般配比越大，均匀性越差，但分散性很好。

（二）液相法

20 世纪 80 年代以来，随着对材料结构与性能关系研究的不断深入，出现了用液相法实现纳米"超结构过程"的基本途径。这是依据化学手段，在不需要复杂仪器的前提下，通过简单的溶液过程就可对性能进行"剪裁"。液相法是目前实验室和工业上最为广泛采用的合成纳米材料的方法，与固相法相比，液相法的特点主要表现在：可控制化学组成、颗粒的表面活性好、易控制颗粒形状和粒径、工业化成本较低。

液相法制备纳米颗粒主要是通过化学方法，制备的关键是如何控制颗粒的大小以及获得窄而均匀的粒径分布。制备的过程是使溶液通过水分解或者离子反应生成沉淀物。沉淀化合物的种类很多，如氢氧化物、草酸盐、碳酸盐、氧化物等。将沉淀的粒子干燥或焙烧分解即可制得纳米粉体。液相法主要包括沉淀法、水解法、喷雾法、乳液法、溶胶 – 凝胶法等，其中应用最广的是沉淀法、溶液 – 凝胶法和乳液法。

1. 沉淀法 是指包括一种或多种离子的可溶性盐溶液，当加入沉淀剂（如 OH$^-$，C$_2$O$_4^{2-}$）于一定温度下使溶液发生水解，形成不溶性的氢氧化物、水合氧化物或盐类从溶液中析出，将溶剂和溶液中原有的阳离子洗去，经热解或热脱即得到所需的氧化物粉料。沉淀法包括直接沉淀法、共沉淀法、均相沉淀法等。

（1）直接沉淀法 是在混合的金属盐溶液中加入沉淀剂，仅通过沉淀操作从溶液中直接得到某一目标金属的纳米颗粒沉淀物，随后经干燥得到纳米粉体。粉体粒径大小往往与沉积时间和温度有关，据此可以根据需要改变产品的纳米尺寸。

（2）共沉淀法 指在混合的金属盐溶液中，添加沉淀剂得到各成分组成均一的沉淀，然后进行热分解。该方法是制备两种以上金属元素复合氧化物的纳米粉体的主要方法。

2. 溶胶 – 凝胶（sol – gel）法 是指将前驱物质（水溶性盐或油溶性醇盐）溶于水或有机溶剂中形成均质溶液，溶质发生水解反应生成纳米级的粒子并形成溶胶，溶胶经蒸发干燥转变为凝胶，最后将凝胶干燥焙烧得到纳米粉体。该法为低温反应过程，允许掺杂大剂量的无机物和有机物，制备的纳米材料具有高纯度、化学均匀性好、活性大、颗粒细小以及粒径分布窄等优点。

对于采用溶胶 – 凝胶法制备的纳米材料，以下三种因素对材料的结构有重要影响。

（1）先驱物或醇盐的形态是控制胶体行为及纳米材料结构与性能的关键。例如，加入乙二酸、DMA（N,N – 二甲基乙酰胺）、DMF（N,N – 二甲基甲酰胺）等可以对颗粒的表面进行包覆和修饰，使材料的比表面积和孔结构随之发生相应的变化。

（2）醇盐与水以及醇盐与溶剂的比例对于溶胶的结构和粒度有很大的影响，同时也在很大程度上决定着胶体的黏度和胶凝化程度，并会影响凝胶的后续干燥过程。

（3）溶胶的 pH 不仅影响醇盐的水解缩聚反应，而且对陈化过程中凝胶的结构演变甚至干凝胶的显微结构和组织也会产生影响。

3. 乳液法 是利用两种互不相溶的溶剂在表面活性剂的作用下形成一个均匀的乳液，从乳液中析出固相，这样可使成核、生长、聚结、团聚等过程局限在一个微小的球形液滴内，从而可形成球形颗粒，又避免了颗粒之间进一步团聚。微乳液法实验装置简单，能耗低，操作容易；所得纳米粒子粒径分布窄，且单分散性、界面性和稳定性好；与其他方法相比具有粒径易于控制，适应面广等优点。

乳液通常是由有机溶剂、表面活性剂、助表面活性剂和水所组成的透明的热力学稳定体系。通常的有机溶剂多为 $C_6 \sim C_8$ 直链烃或环烷烃；表面活性剂一般有 AOT（2 - 乙基己基琥珀酯磺酸钠）、AOS（α - 烯基磺酸钠）、SDS（十二烷基硫酸钠）、SDBS（十六烷基磺酸钠）等阴离子表面活性剂；CTAB（十六烷基三甲基溴化铵）等阳离子表面活性剂；TritonX（聚氧乙烯醚类）等非离子表面活性剂；助表面活性剂一般为中等碳链 $C_5 \sim C_8$ 的脂肪酸。

（三）气相法

气相法指直接利用气体或者通过各种手段将物质变为气体，使之在气体状态下发生物理变大或化学反应，最后在冷却过程中凝聚长大形成纳米微粒的方法。气体蒸发法制备的纳米微粒主要具有如下特点：表面清洁、粒度整齐、粒径分布窄、粒度容易控制、颗粒分散性好。气相法通过控制可以制备出液相法难以制得的金属、碳化物、氮化物、硼化物等非氧化物超微粉。气相法主要包括溅射法、蒸发 - 冷凝法、化学气相沉积法等。

1. 溅射法 此方法用两块金属板作为阳极和阴极，阴极为蒸发用的材料。在两电极间充入惰性气体 Ar（40 ~ 250Pa），两电极间施加的电压范围为 0.3 ~ 1.5V。由于两极间的辉光放电使 Ar 离子形成，在电场的作用下 Ar 离子冲击阴极靶材表面，使靶材原子从表面蒸发出来形成超微粒子，并在附着面上沉积下来。粒子的大小及尺寸分布主要决于两电极间的电压、电流和气体的压力。靶材的面积越大，原子的蒸发速度越快，超微离子的获得量就越多。用溅射法制备的纳米微粒有如下优点：可制备多种纳米金属，包括高熔点和低熔点金属；能制备多组元的化合物纳米微粒，如 $Cu_{91}Mn_9$ 等；通过加大被溅射的阴极表面可提高纳米微粒的获得量。

2. 蒸发 - 冷凝法 是在真空或惰性气体中通过电阻加热、高频感应、等离子体、激光、电子束、电弧感应等方法使原料气化或形成等离子体并使其达到过饱和状态，然后在气体介质中冷凝形成高纯度的纳米材料。如铟、铜、铬、锰、铁、镍等纳米粉体可用该方法制备，粒径在 30 ~ 50nm 可控。

3. 化学气相沉积法（chemical vapor deposition，CVD） 是在远高于热力学计算临界反应温度条件下，反应产物蒸汽形成很高的过饱和蒸汽压，使其自动凝聚成大量的晶核，晶核在加热区不断长大，聚集成颗粒。随着气流进入低温区，颗粒生长、聚集、晶化过程终止，最终在收集室内收集到纳米粉体。根据加热方式不同该法可分为热化学气相沉积法（CVD）、激光诱导沉积法（LICVD）、等离子体沉积法（PCVD）和紫外沉积法等。CVD 的特点是可通过选择适当的浓度、流速、温度和组成配比等工艺条件，实现对粉体组成、形貌、尺寸、晶相等的控制。

第二节 纳米生物陶瓷材料

📖 **学习要点** -

纳米材料固有的表面效应使其表面原子存在许多不饱和的悬空键，具有很高的化学活性。这一特性使纳米生物陶瓷具有更高的活性和成骨诱导能力，实现植入材料在体内早期固定的目的。该章节举例讲解了纳米 HAP、纳米 TiO_2 颗粒以及纳米 SiO_2 微粒在医用领域的应用。

- -

生物陶瓷由于常规陶瓷材料中气孔、缺陷的影响，使得材料低温性能较差；弹性模量远高于人骨，力学性能与人骨不匹配，易发生断裂破坏；强度和韧性也不能完全满足临床上的要求，致使其应用受到很大的限制。纳米材料的出现和蓬勃发展，有助于提高生物陶瓷材料的力学性能和生物学性能。由于纳米微粒的尺寸一般在 1~100nm，因此与常规陶瓷材料相比，纳米陶瓷中的内在气孔或缺陷尺寸大大减小，材料不易造成穿晶断裂，有利于提高固体材料的断裂韧性。而晶粒的细化又使晶界数量大大增加，有助于晶界间的滑移，使纳米陶瓷材料表现出独特的超塑性。同时，纳米材料固有的表面效应使其表面原子存在许多不饱和的悬空键，具有很高的化学活性。这一特性可以增加该材料的生物活性和成骨诱导能力，实现植入材料在体内早期固定的目的。

一、纳米羟基磷灰石及其应用

羟基磷灰石（HAP）是动物与人体骨骼的主要无机成分，是一种综合性能优异的生物医用材料。其生物陶瓷具有良好的生物相容性，生物活性和化学稳定性，能与骨形成紧密的结合。大量的生物相容性实验证明羟基磷灰石无毒、无刺激、不致过敏反应、不致突变、不致溶血。作为替代人体硬组织的重要材料，羟基磷灰石生物陶瓷在恢复外形与功能的整形外科以及种植牙齿修复领域里，将发挥其越来越重要的作用。但是经过对传统羟基磷灰石陶瓷材料大量的应用基础及临床应用的研究，发现羟基磷灰石在骨重建、骨诱导、力学性能（如羟基磷灰石陶瓷不能用在承载较大的部位）等方面存在不足。

纳米羟基磷灰石粒子由于颗粒尺寸的细微化、比表面积急剧增加等特点，具有和普通羟基磷灰石粒子不同的理化性能，如溶解度较高、表面能更大、生物活性更好等。目前，对纳米羟基磷灰石的应用研究包括硬组织修复材料、独特的抗肿瘤材料，以及药物、蛋白质、基因的载体等。

（一）力学性能

由于 HAP 生物陶瓷脆性高、抗折强度低，目前仅能应用于非承载的小型种植体，如人工齿根、耳骨、充填骨缺损等，而不能在受载场合下应用。研究表明，对高效能生物陶瓷的基本要求是高密度和细晶粒，只有高密度才能保证陶瓷的强度。当密度大于 75% 时，弹性模量与 HAP 的烧结密度呈线性关系；强度值取决于残余微孔隙率、晶粒尺寸和杂质等；致密的 HAP 断裂韧性随着气孔率的增高而呈线性降低；HAP 的晶粒越细，其生物活性越高，骨植入人体的扭转模量、拉伸模量和拉伸强度就越高，疲劳抗力也相应提高。

（二）治疗癌症和肿瘤

研究发现，HAP 纳米颗粒对癌细胞有一定的抑制作用。有人把乳腺癌细胞植入鼠体内，以纳米材料 HAP 粒子为治疗药物，发现其对乳腺癌细胞有明显的抑制作用。我国武汉理工大学的李世普教授对 HAP 微粒抑癌作用进行了研究，他发现纳米 HAP 材料要杀死癌细胞且不伤害正常细胞必须具备两个条件：①纳米粒子必须在一定的尺度范围内，即 20~100nm；②纳米材料具有分散性。也有学者发现了 HAP 纳米粒子对 BEL-7402 细胞的抑制作用，且 HAP 纳米粒子浓度越高，其诱导细胞凋亡的作用越强，凋亡细胞所占比例越大。

（三）药物载体

纳米药物载体是以纳米颗粒作为药物和基因的载体，将药物、DNA 和 RNA 等基因治疗分子包裹在纳米颗粒之中或吸附在其表面，同时也在颗粒表面偶联特异性的靶向分子，如特异性配体、单克隆抗体等，通过靶向分子与细胞表面特异性受体结合进入细胞内，实现安全有效的靶向性药物和基因治疗。羟基磷灰石作为药物载体系统能提高药物在生物膜中的透过性，有利于药物透皮吸收并在细胞内发挥药效。首先，纳米羟基磷灰石具有很大的比表面，因而有很强的吸附和承载能力；其次，纳米羟基磷灰石作为药物载体十分安全，因为其与人或动物的骨骼、牙齿成分相同，且不为胃肠液所溶解，在释放药物后可降解吸收或全部随粪便排出；最后，纳米羟基磷灰石在生成过程中很方便引入放射性元素，可用于癌细胞的灭活。

二、纳米 TiO_2 颗粒及其应用

传统的 TiO_2 一般作为颜料、涂料等化工原料，同时也是重要的陶瓷、半导体和催化材料。纳米 TiO_2 由于粒径极小、比表面积大，具有更为独特的性能，如良好的紫外线屏蔽作用、奇特的颜色效应等，同时由于其很好的生物相容性、稳定性、光敏、气敏、湿敏、压敏等特性和环境无毒害性，已被广泛应用于污水处理、化妆品防晒剂、杀菌材料、光电转换材料、光防腐涂层、红外反射和吸收材料等方面。

研究表明，纳米 TiO_2 的结构是由纳米颗粒、纳米尺寸的骨架结构和纳米孔洞均匀无规排列而成。纳米尺寸的骨架结构连接着所有的晶粒，同时这些晶粒和骨架一起包围着许多纳米孔洞，形成巨大的网络结构。传统晶体材料的塑性变形主要是通过位错运动来实现的，晶体中的各种界面会阻碍位错运动，从而带来材料的强化。但是当晶粒尺寸减小到纳米尺度后，随着系统界面的体积分数急剧提高，可能会对材料的变形起到推动作用。纳米 TiO_2 粉末的晶相、粒径、结晶度、比表面积和吸收带边界等参数对其性能和应用都会产生重大的影响。

（一）光催化杀菌

自从 1985 年日本学者 Matsunaga 等首次报道光激发 TiO_2 有杀菌效果以来，TiO_2 光催化氧化在生物领域的应用研究引起了人们的极大关注。为了考察 TiO_2 光催化氧化对微生物的作用，人们尝试了 TiO_2 对不同微生物的杀灭作用。结果发现，与负载 TiO_2 颗粒共同培养的酵母菌和大肠埃希菌在金属卤化物灯照射下，60～120 分钟可以被彻底杀灭。

纳米 TiO_2 光催化氧化杀灭微生物的原理基于自身的半导体光催化特性。因为光生空穴及生成的活性氧类都有很强的氧化能力，可能通过颗粒表面结合的羟基（如颗粒表面俘获的空穴）等间接或在价带空穴被俘获前直接发生氧化，所以存在光生电子－空穴抗菌和活性氧抗菌两种抗菌机理。前者是指 TiO_2 光催化剂受到紫外光激发后，产生的光生电子－空穴对直接和细胞壁、细胞膜的组成成分反应，导致功能单元失活和细胞死亡。活性氧抗菌则是光激发 TiO_2 与细胞间的间接反应，即光生电子或光生空穴与水或水中的溶解氧反应，形成氢氧自由基·OH 和过氧化氢自由基 HO_2· 等活性氧类，这些活性自由基的反应活性和氧化能力最强，它们与细胞壁、细胞膜或是细胞内的组成成分发生一系列的氧化链式反应，耗尽或导致这些功能单元失活，使得外部物质，如阳离子 Ca^{2+} 进入细胞内，从而导致细胞死亡。

（二）光催化废水处理

纳米 TiO_2 光催化作用以其强劲的氧化能力可以分解破坏许多有机物。至今，人们已经发现有 3000 多种难降解的有机化合物可以在紫外光照射下被迅速降解，尤其是在对高浓度和难生化降解的有机物废水的处理方面，这种光催化降解技术具有更加明显的优势。TiO_2 光催化降解结构稳定的有机物的反应历程极其复杂，涉及的中间体种类多，因条件各异，产物也不尽相同。有价值的是许多物质能被降解得十分彻底，最终产物除了 CO_2 和水之外，污染物初始含有的卤原子、硫原子、磷原子和氮原子也被分别转化为 X^-、SO_4^{2-}、PO_4^{3-}、NO_3^- 等无机盐类，减轻乃至完全消除了原先具有的危害性。TiO_2 光催化还能够对汞、铅、铬等金属离子进行还原处理，解决汞、铬、铅等金属离子的污染问题。

在石油开采运输和使用过程中，大量废弃的石油类物质对水体及陆地环境造成严重污染。将纳米 TiO_2 偶联或浸涂在空心微球上可用于降解水面浮油。利用 TiO_2 多相光催化技术可完全降解海水浮油中的水溶性芳香烃类有毒物质，而纯粹光分解则会使这种水溶性物质转化为生物毒性更大的长链不饱和烷烃

及硫化物。有人用膨胀珍珠岩为载体担载纳米 TiO_2 用于水面浮油光催化降解时发现，较大的珍珠岩颗粒既可以吸附浮油，又不会完全被油包覆而影响受光激励。经约 7 小时的太阳光照射，癸烷浮油的降解率在 96% 以上。显然，作为光催化剂的 TiO_2 必须经过改性，以获得对太阳光良好的响应性。

农药废水在光催化降解中，一般原始物质的去除十分迅速。TiO_2 降解农药废水主要是依靠光催化形成的 ·OH 及 ·O_2^{2-} 的强氧化能力使吸附在催化剂表面有机磷农药中的 P—O 键或 P—S 键断裂形成 PO_4^{3-}，从而被继续降解为 CO_2、H_2O 和一些小分子有机物。在实际应用中，光催化工艺可以作为农药废水的后续处理方法，达到了理想的有机磷和 COD 去除率，并且达到国家工业废水的一级排放标准。用 TiO_2 还可以将光催化反应中最复杂的含氯有机物 DDT 中的氯完全脱除，达到降解目的。

目前，有关光催化降解工业污染物的研究非常活跃，但光催化剂本身还存在某些不足，如钛系光催化材料普遍需要紫外光照射，对自然光的响应率不高，难以降解高浓度的废水废气。另外，光催化活性随反应时间的延长大幅度下降甚至出现催化剂中毒现象等。因此，要使 TiO_2 等光催化材料在环境保护中的应用真正进入实用阶段，必须进行大量的掺杂、复合等体相和表面的修饰研究，以获得光响应范围宽和量子效率高的光催化复合材料。高度重视反应机理和催化剂中毒机理的研究，延长催化剂的使用寿命。相信随着纳米光催化技术基础研究的深入和纳米技术实用化进程的发展，将会大大拓展人类保护环境的能力，有助于解决水资源污染、大气污染中的难题。

（三）生物传感器

生物传感器是一种探测单个活细胞的传感器，探头尺寸仅为纳米量级，可以探知细胞中可能导致肿瘤的早期 DNA 损伤，此外还可用于探测基因表达和靶细胞的蛋白质生成以便用于筛选微量药物，从而确定那种药物能最有效地阻止细胞内致病蛋白质的活动。

生物传感器的原理是使待测物质经扩散作用进入生物活性材料，然后通过分子识别发生生物学反应，产生的信号经过相关的物理或化学换能器转变成定量和可以处理的电信号，最后经二次放大和输出，就可以知道待测物浓度。

生物传感器的一般结构是：以若干种生物活性材料（生物膜）以及能把生物活性表达的信号转换为电信号的物理或者化学换能器为基础，利用现代微电子和自动化技术对生物信号进行再加工就可以构成可供使用的生物传感器分析装置和系统。

在生物传感器制备过程中，选择适宜的材料用于蛋白质或酶的固定化是一个关键性的步骤。由于其与大分子接近的尺寸，纳米粒子可作为氧化还原蛋白质与裸电极材料之间的传输通道。而且，它们具有很高的比表面积，同时能够给蛋白质分子更自由的取向，为蛋白质的直接电子传递构筑更适合的方式，使其电活性中心更靠近导电性的电极表面。所以，纳米材料不仅可以为蛋白质的组装提供一个友好的平台，还能极大地促进蛋白分子与电极之间的电子传递过程。

纳米 TiO_2 在生物电化学中有非常广泛的应用。由于具有很高的比表面积、稳定的化学性质、高度的生物相容性，纳米 TiO_2 十分适宜于蛋白质或者酶的固定，利用这一结构可以构建出的过氧化氢生物传感器。

三、纳米氧化硅微粒在细胞分离中的应用

生物细胞分离是生物细胞研究中的一个重要技术，它关系到能否快速获得所研究的细胞标本。经典的基于细胞物理性质的离心分离法存在费时、效果差的缺陷，因而自 20 世纪 80 年代初，人们就开始利用 SiO_2 纳米微粒进行细胞分离。其基本原理和过程是：第一步制备 SiO_2 纳米微粒，尺寸控制在 15 ~

20nm，结构一般为非晶态，再将其表面包覆单分子层，包覆层的选择主要依据所要分离的细胞种类而定，一般选择与所要分离细胞有亲和作用的物质作为附着层。这种 SiO_2 纳米粒子包覆后所形成复合体的尺寸约为30nm。第二步制取含有多种细胞的聚乙烯吡咯烷酮胶体溶液，适当控制胶体溶液浓度。第三步将纳米 SiO_2 包覆粒子均匀分散到含有多种细胞的聚乙烯吡咯烷酮胶体溶液中，再采用离心技术，利用密度梯度原理，使所需要的细胞很快分离出来。此方法的优点是易形成密度梯度。纳米包覆体尺寸约30nm，因而胶体溶液在离心作用下很容易产生密度梯度，易实现纳米 SiO_2 粒子与细胞的分离。

SiO_2 纳米微粒属无机材料范畴，比表面积大，吸附性强，性能稳定，一般不发生化学反应，不会污染细胞，既可以实现快速高效制备细胞标本，又容易使细胞与 SiO_2 微粒的分离。利用 SiO_2 纳米微粒实现细胞分离技术的一个关键就是如何制备得到粒径为 $15\sim20nm$、纯度高、比表面积大、吸附性好、结构为无定型的 SiO_2 纳米微粒。

第三节　陶瓷基纳米生物复合材料

📖 **学习要点** --

举例讲解了纳米 HAP、碳纳米管、磁性纳米材料为基体的复合材料的制备及应用等，纳米复合材料具有优异、独特的性能，已经应用于结构材料、催化材料、磁性材料、生物医药等诸多领域。

纳米复合材料是由各种纳米单元之间，或与基体材料以各种方式复合成型的一种新型复合材料。纳米合材料中的纳米粒子按成分分可以是金属，也可以是非金属，包括无机物和有机高分子等；按相结构分可以是双相，也可以是多相；根据原子排列的对称性和有序程度分，可以是晶态、非晶态或者准晶态。纳米生物复合材料是纳米复合材料在生物医用领域的具体应用。

纳米复合材料包括三种形式，即由两种以上纳米尺寸的粒子进行复合，或由两种以上厚薄不同的薄膜交替叠选或纳米粒子和薄膜复合的复合材料。从材料学观点来讲，生物体内多数组织均可视为由各种基质材料构成的复合材料，尤以无机－有机纳米生物复合材料最为常见，如人工骨骼、牙齿等就是由羟基磷灰石纳米晶体和有机高分子基质等构成的纳米生物复合材料。

纳米复合材料的发展时间虽然不长，但已成为新世纪最具有前途的材料学研究领域之一，这是因为纳米复合材料在很多方面都具有其他传统材料所不具备的优异、独特的性能。目前纳米复合材料已经开始广泛应用于结构材料、催化材料、磁性材料、生物医药等诸多领域。由于纳米生物复合材料涵盖的内容庞杂繁复，难以逐一介绍，下面仅就几种重要的材料系列为主论述其在生物医用领域的研究和应用。

一、纳米羟基磷灰石生物复合材料

羟基磷灰石（HAP）是天然骨的主要无机成分，具有良好的生物活性和生物相容性，植入人体后能在短时间内与人体的软硬组织紧密结合，是一种性能非常优良的骨修复材料。但是易碎、强度差、韧性差的缺点制约了 HA 的临床应用。

为了提高 HAP 的生物可吸收性，人们在制备 HAP 时加入无机氧化物和离子型助剂，或将 HAP 的颗粒大小减小到纳米级水平。纳米级 HAP 的晶粒尺寸、晶界宽度都只限于纳米量级的水平，使得材料的内在缺陷减少，同时具有表面效应和体积效应，在力学和生物学方面有很大的优越性和应用潜力，是一种理想的组织植入材料。它与生物磷灰石的结构非常相似，与天然骨中的无机成分非常相近。根据纳米材料的"表面效应"，单位质量的纳米级粒子的表面积明显大于微米级粒子，使得处于粒子表面的原子数目明显增加，提高了粒子的活性，十分有利于骨组织的整合，适合细胞生长，且骨传导性能和溶解性能较微米级 HAP 也有所提高。此外纳米级 HAP 颗粒表面光滑平整，当植入体内时对有机生命体没有物理损伤，力学性能也比微米级 HAP 有很大提高，其压缩强度可达 193 MPa。此外，为了改善纳米级 HAP 的力学性能，人们还将 SiC 或 Al 晶须加入其中，但同时也会带来 HAP 生物活性和生物相容性的下降。

（一）纳米 HAP 与天然有机物的复合材料

胶原（Col）是一种蛋白质，组织相容性好，能促进细胞黏附、增殖，可被人体分解吸收，分解产物无副作用，具有弱抗原性，是天然骨的主要成分之一，但是其强度较低且容易变形。人工 nHAP/Col 复合材料的制备在一定程度上模拟了天然的矿化过程，称为生物仿生的制备方法。有学者采用共沉淀法制备得到了纳米羟基磷灰石－胶原蛋白、纳米羟基磷灰石－壳聚糖和纳米羟基磷灰石－胶原蛋白－壳聚糖复合材料。结果表明单纯 nHAP 的抗压强度要远远低于其他几种复合材料。这是由于胶原蛋白和壳聚糖增加了纳米 HAP 基体之间的结合力，另外壳聚糖游离的氨基也可以胶原蛋白的羟基相互交联，提高材料的强度。

（二）纳米级 HAP 与人工合成有机物的复合材料

人工合成的有机物具有良好的力学性能，通过将人工合成的有机物与 HAP 复合，可以明显提高 HAP 的力学强度和韧性。有学者模仿天然骨的组织结构，制备了多种纳米陶瓷/PLA（聚乳酸）复合材料。先将 PLA 粉末溶解于氯仿中，然后按照不同的质量分数（30%、40% 和 50%）加入纳米陶瓷粉末（HAP、氧化铝和二氧化钛），浇铸后在室温下干燥 48 小时，获得纳米陶瓷/PLA 复合材料。弯曲测试表明：纳米陶瓷/PLA 复合材料的弯曲模量比起单纯的 PLA 普遍高出 1～2 个数量级。

二、基于碳纳米管的纳米生物材料

碳纳米管（carbon nanotube），又名巴基管，是一种具有特殊结构（径向尺为纳米量级，轴向尺寸为微米量级，管子两端基本上都封口）的新型纳米材料。碳纳米管是由碳六元环构成的类石墨平面卷曲而成的纳米级中空管，其中每个碳原子通过 sp_2 杂化与周围三个碳原子发生完全键合。

碳纳米管因其独特的结构、电学、机械等性能及其较好的柔韧性、稳定性、吸附性等特性，在纳米电子器件、超强复合材料、传感器、催化剂载体等诸多新领域取得了较大突破，引起全球化学、物理、材料、电子等科学界的极大兴趣。但碳纳米管的低溶解度和在常见有机溶剂中的低分散度极大地制约了其应用。因其端头和侧壁有五边形或七边形的缺陷以及由缺陷引起的维度弯曲，使其反应活性增加。利用这一特性，通过一定的自组装方法，可制备出碳纳米管多组分复合薄膜。这种自组装的膜排列有序，结构均匀，具有良好的导电性能，在电化学检测、分子器件、传感器等方面有着很好的应用前景。DNA 是生命的遗传物质，具有完善和严密的分子识别功能和碱基互补配对的性质，基于 DNA 的传感器在基因识别分析、生物工程研究、药物合成设计、DNA 损伤检测、环境检测、转基因食品监控等各个方面具有重要作用。

碳纳米管具有巨大的比表面积，许多有机分子（包括生物分子）或无机分子可以共价或非共价地结合于碳纳米管的表面，对碳纳米管进行表面修饰或功能化。功能化的碳纳米管可以获得原始状态的碳管所没有的性质，包括在介质中的分散程度和溶解性得到提高、阻止蛋白分子的非特异性吸附、能够识别和结合特定的生物分子等。

在功能化碳纳米管的材料上，人们又尝试把金属或半导体性质的纳米簇连接到碳纳米管上，意在构建分子水平的具有新性能、新效应及新应用的复合器件（如有源纳米器件和异相纳米催化剂等）。碳纳米管功能化的发展，带动了量子点异质连接的发展。由于碳纳米管的化学惰性，连接纳米簇之前要首先对其表面进行活化。例如，用硝酸湿氧化，可使 CNT 表面连上一些基团（—OH，—COOH），从而将金属微粒或离子连接在碳管上，这种功能化的 CNT 可用于设计和构建新型的生物复合纳米器件。

三、磁性纳米生物复合材料

在种类繁多的纳米功能材料中，磁性纳米材料是一种具有丰富物理内涵和广泛工业用途的纳米材料。当颗粒尺寸为纳米尺度时，由于纳米颗粒的小尺寸效应、表面效应、量子尺寸效应和宏观量子隧道效应等，其多种电磁特性或物理特性即发生变化。例如，光吸收显著增强，并产生吸收峰的等离共振频移；磁有序态向磁无序态、超导相向正常相的转变；声子谱发生改变等现象。这些现象不仅仅有丰富的物理内涵，而且使材料具有更加优异的应用功能。磁性纳米材料是纳米材料中较早进入工业化生产，应用十分广泛的一类功能纳米材料。磁性材料一直是国民经济、国防工业的重要支柱与基础，应用十分广泛，尤其在信息存储、处理与传输中已成为不可缺少的组成部分，广泛地应用于电信、自动控制、通信、家用电器等领域，在计算机中的应用上具有重要地位。

磁性纳米材料也具有良好的磁导向性、较好的生物相容性、生物降解性和活性能基团等特点，它可结合各种功能分子，如酶、抗体、细胞、DNA 或 RNA 等，因而在靶向药物、控制释放、酶的固定化、免疫测定、DNA 和细胞的分离与分类等领域可望有广泛的应用。

（一）磁性纳米复合材料在细胞分离方面的应用

20 世纪 70 年代后期磁性分离技术开始应用于细胞分离，Molday 等首先采用了磁性载体技术分离细胞。方法是先用荧光染料标记磁性复合微球，然后与抗体或外源凝集素偶联，最终实现了血红细胞和 B 淋巴细胞的选择性磁场分离。与传统的细胞分离技术相比，磁性分离技术的优点在于：被标记物容易在外加磁场作用下分离，并且分离过程不需要复杂的装置，在普通的磁性分离柱中即可实现。

在早期的磁性分离中，人们选用的往往都是粒径较大的铁磁性粒子（一般均大于 500nm），这种材料的好处是仅通过一个简单的永磁铁即可实现分离。尽管这种大的磁性粒子赋予了标记细胞较大的磁矩，但仍存在许多缺点，一般仅适用于细胞的筛选。而且，细胞键联大的磁性粒子将影响其生物活性，会因存在多点吸附而不易释放。大的磁性粒子还可能改变被标记细胞的光学活性，同时大粒子易聚集，易夹杂非相关细胞，从而影响分离效果。如果采用小粒径的磁性粒子，不但可以克服这些缺点，还可以拥有更快的结合速度，能实现更好的定量标记，同时，细胞的光学性质也不会被改变。并且，其偶联物极为稳定，即使在外加磁场的作用下也不会聚集，易于灭菌处理。它们的主要缺点是磁矩小，使用传统的磁性分离。采用磁性分离技术不仅可用于细胞的分离，还可用于蛋白质的提纯及核酸、DNA 等生物分子的分离等方面。

（二）磁性纳米复合材料在核磁共振成像方面的应用

临床磁共振成像的英文名为"Magnetic Resonance Imaging"，简称 MRI。超顺磁性氧化铁（super-paramagnetic iron xide，SPIO）由于具有体内组织特异性高，安全性好的特点而成为临床上广泛应用的核磁共振阴性对比剂。

SPIO 在体内的分布具有明显的特异性。这主要是由于人体的网状内皮系统（RES）具有大量丰富的吞噬细胞，这些吞噬细胞是人体细胞免疫系统的主要组成部分。当超顺磁性氧化铁纳米复合物通过静脉注射进入人体后，与血浆蛋白结合，并在调理素作用下被网状内皮系统识别，吞噬细胞就会把这种粒子作为异物而摄取，从而使其集中在网状内皮细胞丰富的组织和器官中。从这个角度上说，超顺磁性氧化铁复合物是一种网状内皮系统对比剂，可用于肝、脾、淋巴结、骨髓等富含网状内皮细胞的组织和器官的 MR 增强。吞噬细胞吞噬超顺磁性氧化铁复合粒子后使相应区域信号减低，而肿瘤组织因不含正常的吞噬细胞而保持信号不变。

超顺磁性氧化铁纳米复合物即使在较弱的磁场中也可产生较大的磁性，而外磁场撤销后磁性也迅速消失，因此其在组织内呈不均匀分布，易造成局部磁场的不均匀，从而加速了质子去相位的过程，缩短了组织横向的弛豫率（T_2）和（或）纵向的弛豫率（T_1）值，使组织信号降低（阴性增强）或增高（阳性增强）。

（三）磁性纳米复合材料在神经干细胞移植研究领域的应用

神经干细胞是具有多向分化潜能的细胞，植入机体可以分化为多种类型神经细胞，如神经、少突胶质细胞等，已经用于脑卒中、脊髓损伤、帕金森病的实验及临床研究。但移植进入体内后如何在活体内进行示踪，一直是困扰研究者的一个难题，磁性纳米粒子在此领域的应用解决了这一难题。有人合成了一种含氧化铁的多能磁性聚酯体以进行干细胞标记，并将标记的细胞移植到脱髓鞘动物模型的中枢神经系统内。这种标记物可以标记哺乳类动物细胞，包括人类的神经干细胞和间质干细胞，磁性氧化铁纳米粒子通过非特异性膜表面吸收过程进入细胞内，标记细胞的增殖、分化能力不受影响。所应用的氧化铁纳米粒子具有优异的顺磁性质，可以引起足够强度的 MRI 信号的改变。被标记的神经干细胞在体内可以正常分化为神经元，标记后至少 6 周仍可以在体内探测到移植的细胞，这一技术为中枢神经系统移植开辟了广阔的前景。

🔖 知识链接

肿瘤手术及感染引起的复杂创面修复因肿瘤复发及严重炎症仍是临床面临的挑战。西安交通大学雷波教授团队近日开发了一种具有生物活性的硅钙锶玻璃纳米复合物（BSr@PPE），以克服肿瘤和感染受损伤口修复的挑战。BSr@PPE 具有浓度依赖性光热效应、强的自由基清除和抗菌能力、良好的紫外屏蔽性能和高的生物相容性。BSr@PPE 可以通过光热效应有效杀伤肿瘤细胞，对正常和耐药细菌表现出强大的抗菌活性，并增强成纤维细胞的体外迁移。体内实验表明，BSr@PPE 可促进创面上皮重建、胶原沉积和血管生成，减轻创面炎症，增强创面修复，通过抑制肿瘤细胞加速肿瘤受损创面。

目标检测

答案解析

一、不定项选择题（每题至少有一个正确答案）

1. 纳米材料的基本效应包括（　　）

　　A. 小尺寸效应　　　　　　　　　　　　B. 表面效应

　　C. 量子尺寸效应　　　　　　　　　　　D. 宏观量子隧道效应

2. 下列属于液相法制备纳米生物材料的是（　　）

　　A. 溅射法　　　　　B. 沉淀法　　　　　C. 溶胶－凝胶法　　　　　D. 乳液法

3. 纳米羟基磷灰石粒子具有和普通羟基磷灰石粒子不同的理化性能如（　　）

    A. 溶解度提高　　　　　　　　　　　　B. 表面能更大

    C. 生物活性更好　　　　　　　　　　　D. 强度更高

二、思考题

1. 简述纳米羟基磷灰石作为药物载体应用的优势。

2. 简述磁性纳米陶瓷复合材料的特性及应用。

书网融合……

本章小结

第五章　口腔修复无机非金属材料

学习目标

1. 掌握口腔修复无机非金属材料的性能和发展趋势，掌握烤瓷修复材料和全瓷修复材料的性能和基本工艺。

2. 熟悉种植牙材料的发展应用现状。

3. 了解种植体的材料和性能。

4. 学会烤瓷修复体和全瓷修复体的基本工艺。

5. 培养"厚药德、明药规、强药技、懂智造、接国际"的高素质医药类技术技能人才

岗位情景模拟

情景描述　李某两年前镶的牙松动了，非常影响饮食，遂就医镶牙。因为听说义齿的种类很多，于是提前做了功课，了解到牙冠有树脂牙冠、纯金属牙冠、全瓷牙、金属烤瓷牙等多种材质。

讨论　什么是金属烤瓷牙？全瓷牙和烤瓷牙在制造工艺和性能上有什么区别？

第一节　口腔修复材料概述

学习要点

该章节回顾了口腔修复材料的发展历史，总结了按照用途区分的口腔修复材料种类，讲解了口腔修复材料的性能参数以及该类材料的未来发展趋势。

口腔修复材料是指用于修补缺损的牙齿或替代缺损、缺失的牙列，使其恢复解剖形态、功能和美观，以及用在口腔预防保健和对畸形的矫治等医疗活动中的各种材料。口腔修复材料的发展是以口腔医学、生物学、化学、物理学以及工程学等多学科为基础的。

一、口腔修复材料发展历史

口腔修复材料经历了天然物质到金属到陶瓷、高分子再到复合材料的综合发展过程。早在公元前700～前500年，古罗马已开始用金制造牙冠。在中国唐代已经有用银膏补齿的记载。银膏的成分是银、汞和锡，与现代的银汞合金很相似。进入20世纪以后，对各种已经被采用的材料进行精制和改进，并开始为了明确的目标进行化学合成和物理改性。1960年多孔氧化铝陶瓷及其组织学研究报告的发表，1978年羟基磷灰石生物陶瓷作为植入材料应用于口腔临床，促进了人们对模拟人体组织成分和结构材料的研究。20世纪60年代中期，植入人体材料的精细化和功能化极大促进了口腔生物材料研究与应用。近年来，新的高强度口腔陶瓷材料、新型复合树脂和高黏性生物粘接材料、生物降解材料以

及钛金属的推广应用，均给临床带来了惊人的变化。特别是21世纪以后，新的口腔梯度功能材料、口腔活性材料和口腔纳米材料的崛起，势必在口腔材料的改性与创新中发挥巨大的作用，给临床带来革命性变化。

二、口腔修复材料的种类

口腔材料的品种繁多，从科研、应用和教学的不同角度，可采用不同的分类方法。按材料性质可以分为有机高分子材料、无机非金属材料、金属材料三类。按用途可以做以下分类：

1. 齿科充填材料 主要指治疗时用于充填窝洞的修复材料。按其坚固性和在唾液中的溶解度又可以分为两种：①暂时性充填材料，使用时间是数日到数个月，如氧化锌丁香酚水门汀和磷酸锌水门汀等；②永久性充填材料，可以在口腔中使用数年甚至数十年，如银汞合金、复合树脂等。

2. 齿科印模材料 用于记录牙齿和口腔软组织的解剖形态及其关系的一类材料。常用的印模材料有藻酸盐类弹性印模材料、合成橡胶弹性印模材料、印模石膏等。

3. 齿科模型材料 用于制作各种口腔组织阳模的材料。常用的模型材料有石膏、人造石、低熔合金、模型蜡等。

4. 义齿材料 在修复缺损的牙体或缺损、缺失的牙列过程中，用于制作各种人造牙、基托、固位体和连接杆、冠、桥及嵌体的材料。常用的有金属、陶瓷及合成树脂等材料。

5. 齿科粘接材料 用于牙体硬组织与塑料、金属以及烤瓷等材料粘接的材料。如粘接充填体、粘固固定修复体或固定矫治器等，也可用作防龋涂料，有时也可在外科手术固定中使用。常用的粘接材料可分为水门汀和合成高分子材料两大类。

6. 齿科植入材料 用于制作齿科植入体的材料。由植入材料制成的植入体经外科手术可以植入口腔软、硬组织内，用以代替部分生活组织或整个器官，以恢复其外形及功能。常用材料有金属，如钛及其合金、不锈钢、钴铬合金等；合成高分子材料，如丙烯酸类树脂、聚氨酯、硅橡胶等；陶瓷，如氧化铝、磷酸钙系列化合物及生物玻璃陶瓷等；复合材料，如金属与陶瓷、陶瓷与塑料、金属与塑料的复合材料等。

7. 齿科预防保健材料 用于预防牙齿及其支持组织的疾病及损伤的材料。包括氟化物凝胶、窝沟封闭和口腔保护等。

8. 颌面修复材料 用于修复颌面部软硬组织缺损和畸形的材料。主要用于修复范围较大且复杂而不适于外科手术的缺损。根据颌面部缺损组织所处部位，颌面缺损修复可分为颌骨缺损修复和面部缺损修复两部分。为了满足临床上的机能恢复和美观等需要，修复材料除了应用义齿材料外，还需考虑修复体的固位、质轻、软组织面柔软及模拟天然组织颜色等要求。齿科颌面修复材料主要有3种：①甲基丙烯酸酯类塑料，有甲基丙烯酸甲酯基托塑料及软性塑料；②硅橡胶，有甲基乙烯基硅橡胶、海绵状硅橡胶、氟素橡胶等；③磁性体，采用钕铁硼体－软性合金系统。

9. 衬层材料 在义齿基托组织面衬层和填塞活动义齿的倒凹区以固位所用的材料，称为义齿基托衬层材料。在龈齿窝洞底和窝泥壁上衬层所用的材料，称为充填修复体衬层材料。以上两者统称为衬层材料。

10. 包埋材料 在口腔修复过程中包埋蜡型所用的材料称为包埋材料。按用途可以分为铸造包埋材料、钎焊包埋材料以及烧制陶瓷牙时使用的包埋材料。包埋材料的主要成分是耐高温的二氧化硅（SiO_2），但纯二氧化硅难以固定成型，所以必须加入结合剂。包埋材料的强度取决于结合剂的添加量。

11. 磨平抛光材料 不同类型的材料仅适应于特定的用途，而在完成某一项治疗活动时，常需要用几种不同种类的材料。例如，在完成牙列缺损或缺失的修复治疗中，需要用印模材料、模型材料、义齿材料及包埋材料、磨平抛光材料等数种材料。

三、口腔材料的性能

口腔医师的任务，是如何设计采用口腔材料，修复口腔器官缺损缺失，恢复其所丧失的生理功能。这就要求口腔医师必须了解和掌握口腔材料的物理性能、化学性能、力学性能、生物学性能以及临床应用技术。虽然口腔材料的种类很多，但都涉及以下各种性能。物理性能包括密度、热导性、热膨胀、弹性、刚性、塑性、延展性、色彩性等。力学性能包括拉伸强度、压缩强度、弯曲强度、疲劳强度、冲击强度、磨耗强度、硬度等。化学性能包括耐腐蚀性、耐老化性等。生物学性能包括生物安全性、生物相容性、生物功能性等。下面给出具体释义。

1. 热导性 是指物质的内能从高温向低温传递的现象，这对于口腔修复体非常重要。在牙体修复时，接近牙髓的部位，必须选择热导率低的材料；而义齿基托，则要选择热导率高的材料。口腔材料中热导性差异很大，需根据不同的用途进行选择。

2. 色彩性 口腔修复不仅可恢复颌面部的形态和功能，而且对审美的要求更高。掌握色彩的和谐性，获得美感，是非常重要的。色的三属性，是色相、明度、纯度。基本的色相是以红、橙、黄、绿、青、蓝、紫为中心，与其他中间色相配合。色彩的测定，一般采用分光光度色彩计、光电色彩计和视感色彩计等测定，进行比色。

3. 拉伸强度 是口腔材料力学性能中最基本的性能，它主要包括比例极限、弹性极限、弹性模量、伸长率与断面收缩率、挠度等。①比例极限：当物体受到的拉应力逐渐增加，直至物体发生断裂为止，应力与应变成正比的关系，符合虎克定律。而物体的这种应力发展到产生突变前的最大应力极限，称为比例极限。②弹性极限：它是材料不发生永久形变所能承受的最大应力，去除应力后，材料的形变可以恢复。③弹性模量：量度材料的刚性的量，也称为杨氏模量。它表示任何等于或小于比例极限的应力和应变的比值，即物体受某一应力作用时，应变愈小，弹性模量就愈大。④伸长率与断面收缩率：伸长率是物体受拉伸力作用直至拉断后所增加的长度与原长度的比；断面收缩率是指物体受拉伸应力作用直至拉断后断面横截面积减小值与原面积的比。⑤挠度：物体承受其比例极限之内的应力所发生的应变。在口腔修复或矫正时，就希望施加中度或轻度应力时能使钢丝产生极大的形变，这种材料就具有挠曲性。在反复回折后，不致产生断裂的性能，对于口腔修复是非常重要的。目前一般认为，牙托材料的力学性能均可以用挠度为标准进行评价。

4. 弯曲强度 在简支梁法中，将物体置于两支点之间，抵抗垂直应力的作用所产生弯曲形变时的强度称为弯曲强度。若应力继续作用，直至断裂时的强度，又称为弯曲折断强度，单位为 Pa。对于口腔义齿基托、卡环、固定桥、矫正钢丝等，要求弯曲强度大，才能保证临床使用要求。

5. 压缩强度 物体在抵抗同轴方向相反的应力作用下，产生应变直至断裂（脆性材料）或屈服（非脆性材料）时的强度，称为压缩强度。即表示物体能抵抗在单位面积上承受的压应力，单位为 Pa。它是牙体修复时最重要的机械强度指标。

6. 冲击强度 是指物体抵抗高速冲击应力作用下断裂时的强度，表示物体的韧性或脆性。而能否具有抵抗冲击应力作用不发生折断，或抵抗折断的能力，均随物体弹性模量的增大而减小。冲击强度的值表示物体断裂时单位面积上所消耗的能量（单位为 Pa），一般采用单臂梁式、双支梁式和落球式 3 种方法测定。目前一般认为口腔的咀嚼活动是受神经、肌肉系统控制的，在口腔内很少产生冲击应力。但对修复体骤然落地造成折断是可能的，所以具备这一性质也是必需的。

7. 磨耗强度　两个物体在一定的压应力作用下抵抗相互运动时，其接触面产生表面破坏的强度，称为磨耗强度。磨去的量和磨去的体积是两种常用的测定法。它与磨料的形态、大小、强度等有关。口腔咀嚼运动时天然牙之间或修复体与天然牙之间，修复体与修复体之间产生的磨耗，对牙修复体材料的选择是很重要的。要求牙体修复材料要具有较高的磨耗强度，才能延长使用寿命，但又不能超过天然牙，以保护天然牙不受材料的磨耗损害。

8. 硬度　物体表面抵抗硬物压入的能力称物体的硬度。表面硬度是各种性质相互作用的结果，受多种因素的影响，因此，测定方法也各异。常用测定硬度的方法，有布氏硬度、洛氏硬度、努氏硬度、维氏硬度等方法。其计算单位也有所不同，但都是采用表面划痕法或压痕法测定的。由于材料种类繁多，应针对不同性质的材料选择适合的方法。一般口腔生物材料的测定，以布氏法和洛氏法较多。

9. 疲劳强度　是指物体在弹性极限以内，应力的多次反复作用下，抵抗产生破坏或断裂的强度。物体受不同方向、不同程度和不同方式的应力作用其结果差异很大。能耐受这种应力作用的最大极限称为疲劳极限。口腔长期使用的修复体，必须具备有耐疲劳的性能。

10. 耐腐蚀性　物体与外界介质之间因发生化学、机械、物理或生物作用引起表面破坏的现象，称为腐蚀。腐蚀的类型有湿法腐蚀和干法腐蚀两类。前者是指在有水存在下的腐蚀；后者指在无水存在下的气体中的腐蚀。对口腔金属材料来说，湿法腐蚀是一种电化学全面腐蚀，干法腐蚀是常见的高温氧化。腐蚀的形态可分为均匀腐蚀和局部腐蚀两种。修复体在口腔环境中所产生的腐蚀是复杂的，口腔中的唾液、食物及分解物构成了腐蚀的环境条件，再加之咀嚼应力的作用，金属及高分子修复体很容易发生腐蚀。腐蚀开始发生的阶段，又称变色，修复体表面变色或失去光泽，不仅影响美观，而且破坏修复体，缩短其寿命。所以，临床采用有力的措施来防止或减缓这种现象的发生是非常必要的。

11. 老化　材料在加工、储存和使用过程中物理、化学性质和力学性能变坏的现象，称为老化。老化现象在自然界普遍存在，又是不可避免的，而这一性能对口腔高分子材料更为重要。不仅热、光、射线等因素可造成材料变质变性，而且酶、臭氧、微生物以及化学性药物的作用下，材料结构也将产生变化，出现降解变性而失去原来的性能。在口腔生物材料中，丙烯酸酯类材料使用广泛，在口腔环境中这种化学性老化现象比较明显，必须从材料组成和结构上进行改性，才能减缓老化速度，延长修复体的使用寿命。

12. 生物安全性　生物安全性是指材料进入临床应用前具有安全使用的性质。口腔材料是应用于人体的，与人体组织相接触，因此材料对人体应无毒性、无刺激性、无致癌性和致畸变等作用。在体内正常代谢作用下，保持稳定状态，无生物退变性，代谢或降解产物对人体无害，且易被代谢。

13. 生物相容性　是指在某种特定的目的、特定的部位，材料与宿主同处于静动态变化环境中发生相互反应的能力和作用。保持相对稳定而不被排斥的性质，又称生物适应性和生物可接受性。生物相容性主要包括生物化学相容性、生物物理机械相容性和生物电相容性三大方面，如形态与结构相容性、细胞组织相容性、血液相容性、力学相容性、电磁相容性等。根据具体的目的和结果做出相应的评价。生物相容性是在生物安全性的基础上应具备的另一种重要性质。

14. 生物功能性　指材料应发挥最大的生理功能，是指材料与宿主产生功能反应（活性反应）的总称。特别是植入材料，必须与宿主局部组织的组成和梯度结构相吻合，并有足够引起反应的元素、离子、分子、基团、组织等生理活性物质，在体内能准确识别、传递和进行物质能量交换，进而产生重组，并与宿主内产生的降解特制酶参与代谢，达到新的平衡。材料能长期在体内保持稳定，不仅对机体不产生损伤和破坏，而且能承受各种静力和动力的作用，不断促进组织修复，发挥生物功能作用。

四、口腔生物材料的研究发展趋势和领域

随着生物材料的迅速发展，其研究的内容日趋广泛，研究分析手段也更为先进，从而涌现出一大批新的生物医学材料及制品，在临床应用中取得了长足的进步。目前总的发展趋势是：①由均质材料向复合材料方向发展；②由宏观向细观、介观和微观材料方向发展；③由单功能材料向复合功能材料方向发展；④由被动向主动智能材料方向发展；⑤由非活性向活性材料方向发展。

发展领域日趋扩大，应用范围也不断拓展。现阶段重点发展的领域包括以下几个。

（1）口腔生物材料生物相容性分子设计理论、生物相容性检测手段以及评价标准的研究。

（2）口腔颌面骨修复材料的仿生和功能治疗的研究。

（3）牙种植材料的更新和牙种植体功能结构的研究。

（4）牙组织工程的生物学设计和研究。

（5）牙体修复材料的功能化研究。

（6）龋病预防材料的社会化研究。

第二节　烤瓷材料

📖 学习要点 -

本节讲解了金属烤瓷材料的组成、种类，也讲解了金属与瓷的匹配与选择，并分析了金瓷结合的机理，总结了烤瓷牙制作失败的原因。

- -

烤瓷修复是指在口腔修复治疗中，直接采用各种粉状瓷材料经过烧结制作陶瓷修复体的一种工艺过程，用于制作陶瓷修复体的瓷料习惯称为烤瓷材料，又称烤瓷粉，目前一般适用于制作冠、嵌体、相面等修复体。传统型烤瓷材料是以长石和二氧化硅为基本成分的玻璃态陶瓷材料，也称长石质烤瓷材料。在基本成分中需加入玻璃改性剂、着色剂、遮色剂、荧光剂等瓷料添加剂，以控制烤瓷材料的熔化温度、烧结温度、线膨胀系数以及与天然牙齿相匹配的色调。此种材料在口腔修复领域中的应用已有相当长的历史。

一、金属烤瓷材料

（一）基本概念

金属烤瓷材料又称为金属烤瓷粉。口腔临床修复时，为了克服单纯烤瓷材料本身强度不足和脆性的问题，利用金属底层冠的强度在其表面熔附上一种性能相匹配的瓷料，这种瓷料就称为金属烤瓷材料。这种修复技术，称为烤瓷熔附金属工艺（porcelain – fused – to – metal，PFM）。制作的修复体称为金属烤瓷修复体。烤瓷材料主要包括烤瓷用合金及烤瓷用瓷粉两部分，烤瓷熔附金属全冠兼有金属的强度和瓷的美观，但如果金属与瓷的界面结合不良或形态设计不合理，会造成瓷层破裂或松脱；色泽调配修饰不良或牙颈部处理不当，会引起烤瓷修复体美观问题等。临床上遇到的失败病例，往往涉及烤瓷材料的生物学匹配、金瓷匹配和色彩学匹配这三个方面。其中金瓷匹配是影响金属烤瓷修复体成功的关键因素之一。因此，对烤瓷合金和瓷粉应有如下要求。

（1）瓷合金和烤瓷粉应有良好的生物相容性，符合口腔生物医学材料的基本要求。

（2）两种材料应具有适当的机械强度和硬度，在正常咬合力和功能情况下不致变形和磨损。烤瓷合金应具有良好的弹性模量，铸造性能好，收缩变形小，并具有良好的润湿性，以便与瓷粉牢固结合。

（3）两者的化学成分应各含有一种以上的元素，会在烤瓷炉熔融时发生化学变化，促使两种材料能紧密地结合成为整体，实现化学结合。

（4）烤瓷合金与烤瓷粉的热膨胀系数应在一定的范围内严格匹配。

（5）烤瓷合金的熔点应大于烤瓷粉的熔点。烤瓷合金的熔点范围为 1150～1350℃。烤瓷粉采用低熔瓷粉，其熔点为 871～1065℃。合金的熔点必须高于瓷粉的熔点 170～270℃，以保证在金属基底上熔瓷时不发生金属基底熔融或变形。

（6）各类烤瓷粉的颜色应具有可调配性，且色泽长期稳定不变。

（二）金属烤瓷材料的组成和种类

金属烤瓷牙因为其美观与功能兼备的特点成为流行的牙科修复方式之一。金属烤瓷牙是将金属烤瓷粉经高温烧结在金属烤瓷合金底材上形成的口腔修复体，该技术是 20 世纪 60 年代末发展起来的一种口腔技术。利用这种技术制作的金属烤瓷修复体在美国、日本、德国等先进国家的牙冠修复数量占 50% 以上。国内的金属烤瓷牙修复业务也受到了患者的欢迎。但是国内的金属烤瓷粉未形成商业规模生产。国内现在使用的金属烤瓷瓷粉基本上都从国外进口。

金属烤瓷又分为贵金属和非贵金属烤瓷两种技术。贵金属烤瓷的金属底层冠由含金、钯等贵金属制成。其有两大优点：一是颜色好，尤其是瓷牙与牙龈接触的地方很美观，不出现发青、发灰等现象；二是瓷与金属的结合非常牢固，基本不会出现崩瓷的情况。缺点是制作成本较高，目前，主要是欧美等发达国家在应用此技术。非贵金属烤瓷一般是在镍铬合金上烤瓷。其优点是成本低廉，缺点是基牙冠的边缘密合度稍差，于牙龈接触的地方易出现一条发青、发灰的线（边缘灰线），影响美观，并且偶有崩瓷现象发生。

金属烤瓷粉必须与金属烤瓷合金相匹配，因此在组成上与一般的低熔烤瓷粉稍有不同。金属烤瓷材料的组成见表 5-1。

表 5-1　金属烤瓷材料的组成

成分	含量范围（%）	含量（%）	作用
SiO_2	55～60	58.0	基质
Al_2O_3	12～15	14.2	增强作用
Na_2O、K_2O、CaO、Li_2O	15～17	15.2	碱化作用
ZrO_2、SnO_2、Ti	6～15	8.0	不透明作用，并能促进与烤瓷合金氧化物的结合
B_2O_3、ZnO	3～5	2.9	助熔作用
Fe_2O_3、MgO、NaF	微量	微量	添加剂

根据烤瓷熔附金属的审美修复要求，金属烤瓷材料又分为：①底瓷（不透明遮色瓷）；②体瓷（透明瓷）；③颈部瓷（龈瓷）；④釉瓷。以上各种金属烤瓷粉在组成及含量范围上的差异，形成各层瓷的特点，如底瓷应具备良好的遮盖底层金属色的作用，而且它与金属底层冠直接接触，对于金属和陶瓷的结合特别重要。根据这两方面的特殊要求，在其基本组成中，一般 SiO_2 含量较低，而增加了 SnO_2、ZrO_2 和 TiO_2 等氧化物，既达到了遮色效果，又利于与金属结合。

（三）金属烤瓷的性能

经烧结后金属烤瓷材料的主要性能见表5-2。

表5-2　金属烤瓷材料的主要性能

参数	数据（MPa）	参数	数据
压缩强度	630~1500	热膨胀系数	$12 \times 10^{-6} \sim 15 \times 10^{-6}/℃$
拉伸强度	23~33	体积收缩	33%~43%
弯曲强度	60~110	密度	$2.4g/cm^3$
弹性模量	8.4×10^5	透明度	0.27
硬度 KHN	450~540	热导率	$0.01256J/(cm \cdot S \cdot ℃)$

烤瓷修复分为金属和无金属烤瓷两大类。金属烤瓷牙是指先制作金属底冠，以此为支架，在其表面用与天然肤色相似的烤瓷粉恢复牙外形后，在真空烤瓷炉内烧结，使瓷与金属熔合形成烤瓷熔附金属牙冠。金属烤瓷牙的金属底层冠强度高，是烤瓷的骨架，瓷具有天然牙的颜色和质地。

用瓷覆盖金属表面，可以弥补金属颜色的缺陷，充分体现天然牙的色泽和形态，并且瓷与牙龈有较好的生物兼容性，不引发牙龈炎症。这种修复具有金属的高强度、瓷的美观性、牙齿的逼真性，以及耐磨、耐腐蚀等优良的机械理化性能，主要应用于固定修复领域，可以用于修复缺损牙、缺失牙、变色牙、畸形牙等牙科疾病，使修复体与邻牙、对颌牙同，与口唇、面形相协调，达到功能与形态兼备的较为理想的修复效果，牙科瓷修复体的形态色泽与自然类似，应用时显得自然、逼真，深受患者欢迎。

瓷修复体质地致密、耐磨，表面光洁，菌斑不易附着，有良好的生物相容性，使用安全。因此，陶瓷是最常采用的制作义齿的材料。牙科应用陶瓷已有200多年历史，早期的瓷强度低，色泽差，制作工艺复杂。

二、金属与瓷的结合

（一）金属与瓷的匹配和选择

金属烤瓷材料的组成必须与基底金属相匹配，因合金种类而异，但均应为低熔或超低熔烤瓷材料。根据美容修复的要求，烤瓷粉又分为釉瓷、体瓷、不透明瓷等。不透明瓷与金属基底直接接触，用以遮盖底层金属色。

常用的基底合金有金合金、钯银合金、镍铬合金和钴铬合金等。作为烤瓷的金属基底材料，它与普通的牙科铸造合金相比较，需要具备以下性能：①合金必须与瓷层之间有牢固的结合力；②合金的熔点必须高于瓷粉的熔点；③合金应该具有足够的刚性以支持脆性较高的瓷层；④合金与瓷料的线膨胀系数必须匹配。应该指出，用镍铬合金进行烤瓷修复时，瓷脱和瓷裂现象时有发生，对生物安全性也存在着争议。但由于它的成本较低，目前有些国家仍在广泛使用。

从材料方面提高金瓷结合强度的研究主要包括两者的匹配及良好的合金材料选择。金属与瓷的匹配要满足两者的热机械相容性，这包括两部分内容：一是瓷的烧结温度不能使金属熔化或变形；二是两者的热膨胀系数要匹配。

1. 热膨胀系数问题　热膨胀系数在金瓷匹配的影响因素中占主导地位。如果底层金属冠与烤瓷的热膨胀不一致，在瓷烧结过程中，两者之间则会产生瞬间热应力和残余热应力，导致冷却时容易产生龟裂和剥脱。若烤瓷的热膨胀系数大于金属的热膨胀系数，在烧结冷却过程中，烤瓷产生拉应力，而金属产生压应力，此时在烤瓷层产生龟裂、破碎。若烤瓷的热膨胀系数小于金属的热膨胀系数，在烧结冷却过程中，烤瓷产生压应力，而金属产生拉应力，此时，两者界面的烤瓷侧产生裂隙，导致烤瓷层剥脱。当两者的热膨胀系数接近或相同时，界面稳定，结合良好，但实际上这种状态往往难以达到。所以，在一般情况下，烤瓷的热膨胀均稍小于金属的热膨胀系数。由于金属与瓷粉的热膨胀系数的差异导致在瓷烧结过程中金瓷间产生瞬间热应力和残余热应力，两者的热膨胀系数的差异越大则残余热应力也越大，而其结合强度越小，对二者的结合越不利。因此，要获得良好的金瓷匹配，必须保持两者的热膨胀系数差异在一定范围内。大多数学者认为此范围应在 ±2%。根据瓷承受压应力能力是承受张应力能力的 10 倍这一特征，在一定范围内界面上有一定的压应力时有利于金瓷结合。为实现这一理论要求，通常烤瓷合金的热膨胀系数与瓷热膨胀系数之差控制在 $0.9 \times 10^{-6} \sim 1.5 \times 10^{-6}/℃$ 为宜。

为了获得烤瓷与金属的良好结合，可在烤瓷中加入热膨胀系数小的物质，如硅酸铝锂，以降低烤瓷的热膨胀系数；或在烤瓷中加入热膨胀系数大的物质，如白榴石晶体（又称斜长石，即 $K_2O - Al_2O_3 - 4SiO_2$ 晶体），以增加烤瓷的热膨胀系数。通过调整烤瓷的热膨胀系数，达到适应与不同金属相结合的目的。另外，还可在烤瓷中加入氧化锡、氧化锂等，不仅可以改善烤瓷的透明性，而且可以提高烤瓷与金属的结合强度，提高修复效果。

2. 金属烤瓷材料的烧结温度与金属熔点的关系 由于金属烤瓷材料是烧结熔附于金属冠核表面，显然，要求烤瓷材料的烧结温度低于金属的熔点。这样，烤瓷材料熔融后，才能牢固地熔附在金属表面上。烧结冷却时，烤瓷不会产生龟裂，金属也不会产生变形。反之，金属的熔点低于金属烤瓷材料的烧结温度，则不能使用。

3. 金属烤瓷材料与金属结合界面的润湿问题 为了使熔融后的烤瓷材料能与金属形成良好的结合，烤瓷与金属的结合界面必须保持良好的润湿状态，这样，就要求金属表面极度清洁和光滑，要求烤瓷熔融时具有很好的流动性。另外，也可加入微量的非贵金属元素，增大金属的表面能，获得良好的润湿界面，使烤瓷牢固地熔附在金属表面上，从而达到两者的良好结合。

选择良好的合金也是影响金瓷结合强度的重要因素，现在的烤瓷用合金已形成贵金属合金、非贵金属合金两大合金体系。贵金属合金指含有金或含有银、钯的金属合金，非贵金属合金为只以镍铬为主要成分的合金。近年来，钛及钛合金以为其质量轻、抗腐蚀能力强及生物相容性好等优点，已广泛应用于口腔临床各领域，但是钛的弹性模量较低，作为金属内冠时要在修复体间隙允许的条件下尽量加厚内冠厚度。

（二）金瓷结合机理

自 20 世纪 50 年代金瓷修复体问世以来，金瓷结合的问题就一直是广大学者研究的目标，经过多年的实验研究，现已基本确定，金瓷结合机制主要有化学结合、机械结合、范德华力、压缩结合等几种。机械结合，是指两者表面的嵌合，作用是比较小的。范德华力物理结合，是指两者之间的范德华力，即分子之间的吸引力，在两者之间表面极度清洁和光滑的情况下，才能充分显示它的作用。化学结合，是指金属中的锡、铟等元素与烤瓷中的氧原子氧化所产生的原子间的结合，但氧化层愈厚，结合力愈低。但是，无论哪种结合形式，在金属与烤瓷这两种完全不同质的材料结合界面，都存在必须相匹配的问题。现分述如下。

1. 化学结合（chemical bond） 指在烧瓷过程中，合金表面所形成的氧化膜中的氧化物与底层瓷中的氧化物发生氧化还原反应，从而使界面发生牢固的化学结合，是金瓷结合力的主要组成部分（占 52.5%），贵金属合金中含有 Sn、In、Cu，非贵金属合金中含有的 Cr、Ni、Be 等元素，生成 SnO_2、In_2O_3、CuO、Cr_2O_3、$NiCr_2O_4$、BeO 等氧化物，与瓷中的氧化物形成同种氧化物的过渡层，实现很强的化学结合力。化学结合是金瓷间有连续的电子结构，并且熔瓷已被 Fe 等氧化物融入其中。由于 Fe 在瓷中的高溶解性，FeO 在金瓷界面上溶解的越来越深，以这种方式，当 FeO 在界面达到平衡状态时，即可获得很强的化学结合。

2. 机械结合（mechanical bond） 指金瓷间的相互交错状结合而产生的一种结合力，属于物理结合。金属表面经过粗化如打磨、喷砂、酸蚀后，其表面形成不规则的凹凸面，界面瓷不仅能覆盖在金属表面，而且能深入到粗化的金属内部约 $0.1 \sim 1.0 \mu m$，呈交错状，起机械嵌合作用而使结合强度增加。

3. 范德华力 指两种极化的分子或原子在一定范围内互相靠近而产生静电吸引，无电子交换，也属于物理结合，但这种结合力可使金瓷间距离非常短而促使化学结合的产生。当熔瓷覆盖在金属表面，二者紧密接触时，将产生范德华力，同时有助于化学结合，合金表面的润湿效果越好，范德华力越大。

4. 压缩结合（compressive bond） 是由于瓷粉与合金之间存在热膨胀系数差而产生的。一般瓷粉比合金的热膨胀系数略小，在冷却过程中，金属比瓷粉收缩快而大，瓷的界面将会受到合金收缩的影响，使内部产生压缩力，对合金表面起到箍紧作用，有利于金瓷结合。因此金属与瓷的热膨胀系数匹配恰当，是获得良好的金瓷结合的重要因素。

三、烤瓷熔附金属的工艺

烤瓷熔附金属的工艺方法较多，一般有以下几个步骤。

1. 金属（冠核）修复体的制作 制作金属冠核修复体，必须使用与金属烤瓷材料相匹配的金属烤瓷合金材料。制作方法与常规铸造金属修复体相同。

2. 金属冠核修复体的预处理 为了获得烤瓷与金属的牢固结合，首先需对金属冠核修复体的表面进行预处理，可采用物理、机械或化学的方法，除去表面的杂质和污染物，以获得洁净表面。再对表面进行粗化处理，以利与烤瓷结合。然后放入 800℃ 真空烤瓷炉内排出气体，升温至 1100℃ 后放气，在空气中进行预氧化，使金属冠核修复体表面获得致密的氧化膜，以提高烤瓷与金属的结合力。

3. 涂瓷及烧结成型 将金属烤瓷粉与蒸馏水或烤瓷专用液按一定比例调和，使烤瓷粉呈糊状，在振荡条件下，将不透明瓷涂于金属冠核表面上，待干燥后放入真空烤瓷炉内，从 650℃ 烧至 900℃ 后立即取出在室温中冷却，检查不透明瓷层是否完全覆盖金属冠核表面，若瓷层不足，可补瓷后重烧结，保持不透明瓷层的厚度在 0.2mm 左右。然后再涂体瓷和龈瓷，排出水分，加压雕刻成型。在颈缘涂布龈瓷时，可采用蜡代替蒸馏水或烤瓷专用液，将蜡熔化并按一定的比例，使蜡与瓷粉混合，采用全瓷颈缘的制作技术如耐火代型术、直接提取术等，制作全瓷颈缘烤瓷熔附金属修复体。待涂布的体瓷干燥后，放入真空烤瓷炉内，从 650℃ 烧至 850℃，取出修整，再口内试戴合适后，再进行上釉。上釉方式有两种，即自身上釉和釉瓷上釉，临床一般采用釉瓷上釉方式。然后再将修复体放入常压烤瓷炉内，从 650℃ 烧至 830℃，取出冷却后即完成具有天然色泽的金属烤瓷修复体。

四、烤瓷牙失败原因分析

烤瓷牙修复体是在金属基体冠上涂烤瓷材料，入烤瓷炉后高温焙烧而成。在此操作过程中，往往由于某个环节处理不当，出现瓷气泡、瓷裂纹、脱瓷等。

（一）瓷气泡

气泡是埋藏在烤瓷后体层的气泡，可分为不透明瓷气泡和牙体层瓷气泡。临床表现为修复体外观有透明亮点。

1. 不透明瓷气泡的原因和解决办法 在处理金属的过程中，过度熔解金属，使其成分破坏或金属酸化引发气泡。因此，要避免长时间熔解金属，绝对不允许使用酸化焰熔解金属。处理金属表面不当，在研磨材料时的残留物污染金属冠，也能引起气泡。所以，在处理金属表面时要喷砂清洁金属表面，并防止金属冠被污染。在调和不透明层的液体时，由于操作不当造成污染能引起气泡，调和时要尽量避免污染。

2. 牙体层出现气泡的原因和解决办法　污染使得牙体层瓷出现异物，是烧制中出现气泡的主要原因。因此，要保证操作时的清洁，防止瓷粉污染，同时要用清洁的瓶子装调和瓷粉的溶液。

上釉修补不能多次真空，否则容易出现气泡。一旦出现气泡，无论是不透明层瓷气泡，还是牙体层瓷气泡，首先将埋藏气泡的表面进行开放，如果气泡在金属底层，还得将金属氧化，将气泡周壁磨成底小、外缘呈斜面的形状，瓷粉清洗并取适量的遮瓷粉调和，再涂于金属表面，然后，取适量的体瓷粉调和，并逐层涂于产生气泡的位置，烤瓷时不能加真空，以免气泡再次产生。

具体来说就是，将瓷粉及专用液或蒸馏水按比例调合成奶油状调合物，然后用调刀轻轻敲动玻璃板，使调合物内气体排出，用毛笔将调合物堆放在基体冠上，修整相应形态，然后轻轻振动，使瓷中气体及水分溢出，再用吸水纸吸去多余的液体，若瓷粉中气体、水分过多，烧制时烤瓷牙容易出现气泡。另外，堆瓷过程中，应用毛笔蘸少量瓷粉，一层一层堆，边堆边吸水分。否则，蘸瓷粉过多或堆瓷方法不当，振动时难以振出多余水分，则焙烧后也易出现气泡。

（二）瓷裂纹瓷裂也可分为不透明瓷裂和牙体层瓷裂

1. 不透明瓷裂的原因和解决办法　由于选择瓷粉和金属合金不当，在烧制过程中，瓷粉和金属的膨胀系数不同，极易引起瓷裂。因此，要选择配套瓷粉和金属合金。由于预热时间过短，使不透明层瓷受热不均，收缩程度不同，也能造成瓷裂。因此，要适当延长预热时间，在650℃情况下预热时间不能少于3分钟。

2. 牙体层瓷裂的原因和解决办法　涂体瓷时，瓷体松散不实，烤瓷中各部位瓷收缩程度不同，界面出现瓷裂。因而涂体瓷时要使瓷粉聚集充分分布均匀，预防瓷裂。多次上釉使牙体层瓷太厚，也易引起瓷裂。所以要注意牙体层瓷的厚度保持在0.2~0.3mm为宜。由于预热不足，也能造成牙体层瓷裂。因此在常规操作下，要保证预热时间不少于3分钟。由于上釉和着色与瓷粉不配套，其膨胀系数不同，也能造成瓷裂。所以要保证上釉、着色与瓷粉配套使用。

烧制完成后的瓷降温速度过快，容易使瓷界面出现裂纹与瓷裂现象。这是由于金属与烤瓷的收缩系数不一致而造成的。因此要让其自然冷却，同时要注意室内环境温度的恒定，避免冷空气流动和与较冷的物体表面接触。若出现瓷裂，可将瓷面裂纹处磨成向外敞开的斜面，并冲刷清洁，再调和瓷粉修补。

除了上述外，还要注意的是，在金属基底冠上堆瓷时，首先应在石膏肩台区涂一层石膏分离剂，以防止瓷粉中的水分被石膏吸收，让瓷粉保持充分的湿润，这样才能使各部分的瓷粉能密切结合，否则瓷粉干燥过快，烧附后的烤瓷牙易出现裂纹。

烤瓷牙是由外层烤瓷玻璃相氧化物黏结在合金冠表面上，焙烧时，两者发生化学反应，通过金属链相黏结。所以，在制作基底冠时，不能有锐角、锐线、倒凹；尤其在制作双尖牙及磨牙时，面窝沟不宜太深，牙尖不应太锐。否则，基底冠太锐，不圆滑，牙窝沟太深，烧附后的烤瓷牙容易出现裂纹，发挥咀嚼功能时易导致牙冠断裂破碎。

（三）脱瓷

瓷粉与金属基底冠的结合是化学结合主导作用，所以应先对金属表面进行粗化及预氧化处理。如果金属表面粗化及预氧化不当，焙烧后的烤瓷牙容易脱瓷。为了防止出现这些问题，应特别注意保持有足够稳定性的合金与瓷粉热膨胀系数相一致。另外，瓷金结合线应绝对避免位于咬合接触点上，否则容易导致瓷崩碎和脱瓷。

五、烤瓷牙制作工艺造成偏色的原因分析

烤瓷修复是口腔修复学与电子技术和材料科学相结合的学科。在瓷修复技术中，最难掌握的是瓷修复体的色彩层次控制。颜色在瓷修复体中是很重要的因素，金瓷修复体的成败关键之一是其颜色的选配能否有效仿真。烤瓷牙在颜色偏差上存在很多不理想因素，如金属底层、瓷层厚度、烧结条件、瓷粉污染、炉心污染等。现就影响烤瓷牙颜色的一些因素及烤瓷牙制作过程中造成偏色的原因，提出一些相应的解决方法。

（一）金属底层

1. 内冠表面污染　金属内冠在喷砂、清洁与氧化过程中受到污染，是造成偏色的原因之一。因此要保持金属内冠表面清洁，手不能触摸。

2. 金属内冠过厚　过厚的金属内冠会占去瓷层应有的空间，使瓷层厚度不能达到要求，出现颜色偏差。贵金属内冠的厚度以0.3mm为好，非贵金属内冠的厚度以0.2mm为佳。

（二）瓷层厚度

瓷层厚度不足和瓷层过厚都会对颜色有一定影响，正常的修复烤瓷冠瓷层厚度应为1～1.5mm，瓷层厚度不同，表面颜色不同。

（1）随着体瓷厚度增加，表面色明度增大，黄红成分减少，但色相无变化。研究表明浅色瓷粉的有效遮色厚度是0～3mm，而深色瓷粉的有效遮色厚度是0.25mm，当达到有效厚度时颜色稳定。

（2）不透明层过厚，体瓷层相应过薄，烧烤出的牙显得死板，易透底色，颜色偏暖色调，显得太刺眼；不透明层过薄，体瓷层相应过厚，烧烤出的牙，光可以穿透到内部支架，透出金属底层色，颜色发青。不透明瓷层是金瓷中起遮色作用的主要层，金属颜色的覆盖与否与其厚度遮色能力和涂瓷工艺有关，VITA不透明瓷层的最适范围是0.15～0.21mm。涂布要均匀。

（三）反复烧结

烧结次数过多会影响金瓷修复体颜色甚至出现偏差。随着烧结次数增加，不透明瓷与体瓷的明度逐渐增加，体瓷的饱和度逐渐下降。对于反复烧结引起烤瓷修复体颜色改变的原因，多数学者认为是修复体体瓷内部气泡排出，增加了瓷的致密所致。要严格操作程序，避免不必要的修补。

（四）瓷层堆塑不当

在堆瓷时，不透明瓷、体层瓷和釉瓷搭配产生不同的混合效应，可引起色的偏差。应注意各种瓷粉交界面移行，一定从切端向龈端堆塑，由厚向薄，这样才能塑出一个理想的修复体。

（五）瓷粉污染

在使用瓷粉时，不可贪一时方便调很多瓷粉，而应该调多少用多少，久置剩余瓷粉受到污染不应再用。烤瓷炉要经常清洁，使用的底座不能出现氧化物，否则炉心受到污染，颜色必定出现偏差。解决的方法：真空条件下，使炉内温度从667℃升至1056℃保持10分钟。

（六）真空度不足

抽真空要达到100%，否则烧烤出的牙没有光泽度和没有透明感，色泽就很难达到要求。但是上釉不要抽真空，否则不透明瓷层显露明显至偏色。

总之，修复体颜色问题牵涉到许多方面，要想获得自然逼真的烤瓷修复体颜色，应严格规范操作守则，培养良好的色彩形态审美观和熟练的操作技能，每个步骤都应认真细致，对可能出现的问题，采取有力的应对措施，才能保证烤瓷修复体的美观及自然，才能使修复体与天然牙达到一体的视觉效果。

第三节　全瓷修复材料及技术

📖 学习要点 --

总结了玻璃浸渗氧化铝核瓷、铸造陶瓷、可切削陶瓷等全瓷修复材料及技术。

全瓷修复材料及技术是近年来发展较快的领域。由于它克服了传统烤瓷材料抗弯强度低的弱点，而且较金属烤瓷修复体更加美观，更符合人们的审美要求，因而日益受到重视。严格地说，大多数全瓷修复材料仍是在传统烤瓷材料的基础上用新技术改进而成的。

一、玻璃浸渗氧化铝核瓷

玻璃浸渗氧化铝核瓷又称粉浆涂塑氧化铝瓷，法国于 1988 年首先报道了此项全瓷冠桥修复技术，之后由德国 Vita 公司改进并形成商品 In‑Ceram。这是第一个成功用于全瓷冠桥的临床修复技术。其基本原理是：在代型上用氧化铝粉涂塑形成冠的核形，通过烧结使氧化铝颗粒表面初步熔结，形成一个稳定的立体网络结构，然后渗透烘烤，使熔融的玻璃料通过毛细作用渗入氧化铝颗粒之间的孔隙中，形成复合的网状结构。所制材料具有良好的物理力学性能。20 世纪 90 年代初该公司又相继推出以镁铝尖晶石为主晶相的 In‑Ceram Spinal 和含有 67% 氧化铝、33% 氧化锆、粒度为 $1\sim5\mu m$ 的陶瓷粉的 In‑Ceram Zirconia 技术，使该全瓷修复技术发展成完整的体系。该材料具有良好的力学性能、光学性能和生物相容性，突出特点是修复体层陶瓷强度高。它不仅可以制作嵌体、高嵌体、前后牙冠，还可制作前后牙固定桥，是一种有前途的牙科固定修复材料。实际上，烤瓷修复技术的应用范围和修复效果在很大程度上依赖于烤瓷材料烧结后的力学强度，特别是抗弯强度。从微观上讲，其力学性能主要由烧结后的显微结构决定，即与瓷粉的粒度有着直接关系。随着粉体工程和陶瓷工业的发展，粉末颗粒的微细化和超细化、尤其是纳米材料的出现，将为齿科烤瓷材料的研制与开发开辟出新的途径。

二、铸造陶瓷

用石蜡铸造工艺成型的陶瓷称铸造陶瓷或铸造玻璃。它是经铸造工艺以玻璃态成型，之后经热处理产生结晶相而瓷化的玻璃陶瓷材料，是近年用于全瓷修复体的材料之一。牙科铸造陶瓷目前主要有两大类：一类为云母系铸造陶瓷，晶化前玻璃体含 SiO_2 较多，晶化后生成物主晶相为硅氟云母；另一类为磷酸钙结晶类铸造陶瓷，晶化前玻璃体含 P_2O_5、CaO 较多，晶化后生成物是磷灰石类结晶。口腔铸造陶瓷材料具有良好的物理力学性能，与牙釉质接近，可用于全冠、贴面、全瓷固定局部义齿、陶瓷冠核、嵌体及高嵌体的制作。缺点是修复体本身不能调色，色泽不够理想，修复体制作费时，且工艺复杂。

三、可切削陶瓷

可切削陶瓷指能够用普通金属加工机械进行车、铣、刨、钻等的特种陶瓷。齿科可切削陶瓷主要是指用于计算机辅助设计（CAD）和计算机辅助制作（CAM）修复技术的陶瓷类材料。CAD/CAM 技术的开发始于 20 世纪 70 年代。它是将光电子技术、微机信息处理及自控机械加工技术用于制作修复体的一门新兴的齿科修复工艺。目前已商品化的产品是 20 世纪 80 年代中期德国西门子公司的 Cerec 系统。CAD/CAM 主要用于嵌体修复，也可用于贴面及冠的制作。优点是一次就诊即可完成，不要取印模，省时省事，可制作精确的修复体；缺点是设备昂贵。用于 CAD/CAM 技术的陶瓷包括传统的长石质烤瓷和玻璃陶瓷（微晶玻璃）。近年来也有应用玻璃渗透氧化铝陶瓷作 CAD/CAM 修复体的报道。

第四节 氧化锆义齿材料

学习要点

总结了氧化锆陶瓷用作义齿材料的历史、低温老化问题、产业发展前景等。

口腔修复材料最早是用来治疗口腔疾病而发展起来的。近年来，随着社会的发展、人们生活水平的提高以及高科技对医疗技术的推动，人们对口腔健康已经不仅仅是停留在口腔疾病控制的层面，口腔修复学融入了美学的概念，不仅治疗口腔问题，也满足了人民对美丽的追求。比如牙齿由于长期吸烟、药物着色或病变出现了斑点或其他颜色，因而要对变色牙进行美白处理等。近年来广泛流行的牙齿贴面技术就是牙齿修复美白技术之一。在这种背景下，口腔诊所越来越多，使用的口腔修复材料也五花八门，其中最广泛使用的是氧化锆陶瓷材料。以下综述了氧化锆陶瓷材料的特性以及应用于口腔修复领域的现状、存在问题及发展趋势，给有志于研究、创新、发展该产业的科研人员及实业投资者以借鉴。

一、氧化锆用于义齿修复的历程回顾

陶瓷相较于金属材料一般具有较高的稳定性和生物相容性，已经在骨科和齿科成功应用。在齿科领域，陶瓷材料的应用最早可以追溯到 1774 年，法国药剂师 Du Chatean 及牙科医生 De Chemant 制作出世界上第一颗陶瓷义齿，但此陶瓷义齿韧性较差。1886 年 Land 首次采用铂箔基底烧制出瓷嵌体和瓷全冠，1956 年后此项技术得到进一步发展，成为比较成熟的金属烤瓷牙技术。此技术完美结合了金属的高强度与瓷的天然色泽，具有好的机械性能和美观性，长期以来被广泛使用。但金属基底本身色泽常影响修复体的美观效果，而且金属易腐蚀，长期使用个别金属还会渗出有毒物质，如普遍使用的 Ni－Cr 合金，生物安全性不理想，金属与陶瓷之间结合问题尚未解决，易导致崩瓷，严重影响了修复体的远期临床效果。

近年来，金属烤瓷牙技术逐渐被全瓷冠技术所取代。全瓷冠修复体具有良好的牙周、牙体生物相容性，能够栩栩如生地再现自然牙体组织色泽，集健康、美观于一体，成为研究的热点，受到广大研究者和患者青睐。在众多口腔陶瓷中，氧化铝陶瓷曾一度在临床应用中流行，但抗弯强度及耐磨性差的弱点限制了其在制作后牙全冠、种植体基台等方面的应用。价格高、强度差和脆性问题制约着全瓷冠修复体的推广，直到氧化锆增韧陶瓷出现。氧化锆增韧陶瓷因高强度、高韧性等特点使其在齿科用陶瓷中脱颖而出。氧化锆全冠具有优异的生物相容性及力学性能，色泽自然、逼真。20 世纪 90 年代初，氧化锆全冠开始采用具有高度柔性的计算机辅助设计/计算机辅助制造（CAD/CAM）技术加工成形，然后利用饰面长石瓷进一步提高其美学性能。图 5－1 为金属烤瓷牙与氧化锆全瓷牙的对比图。

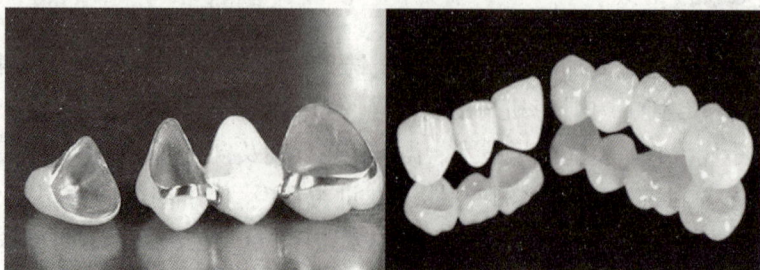

图 5－1　金属烤瓷牙（左）与氧化锆全瓷牙（右）

二、氧化锆陶瓷的优良特性

氧化锆陶瓷具有良好的力学性能、热稳定性和化学稳定性。目前，已获得临床应用的氧化锆全瓷冠修复体抗折强度大于 900 MPa，抗断裂韧性大于 5 MPa·$m^{1/2}$，其硬度与铁及硬质合金相当，而断裂韧性和挠曲强度约是氧化铝陶瓷的 2 倍。氧化锆具有高的力学性能，主要是因为其相变增韧现象，其晶体根据温度不同可在 3 种形态之间转换：单斜相（m 相）、正方相（t 相）、立方相（c 相）。单斜相主要存在于室温至 1170℃，而当温度介于 1170~2370℃时主要为正方相，在 2370℃以上则为立方相。所以在温度下降过程中就有从 t 相到 m 相的转变，这种转变大约会产生 4.5% 的体积增加。这种马氏体相变能够吸收破坏的能量，抑制裂纹的变化和延伸。其相变增韧机制主要有：应力诱导相变、相变诱导微裂纹增韧、残余应力增韧等。

氧化锆相变增韧陶瓷显著弥补了传统陶瓷材料在口腔临床应用中出现的韧性低、耐冲击性差及脆性大等问题，为其在口腔修复领域中的应用及推广创造了前提。此外，由于口腔内部具有复杂的生物环境，作为口腔修复材料必须具有优良的化学稳定性。而氧化锆作为一种优良的生物惰性陶瓷，无论是作为口腔修复体还是植入体均表现出优异的化学稳定性能，完全满足作为口腔修复材料的标准。总的说来，氧化锆增韧陶瓷具有能与金属相媲美的机械性能，可完全承受后牙的咀嚼力；改善了美观程度，材质、颜色与周围组织接近，并且全瓷冠内无金属支撑物，能提高患者对外观的满意度；组织相容性良好，置入后不会受到唾液、龈沟液的腐蚀，对口腔内软组织无毒性作用，因而已经在全瓷冠修复材料（单冠、固定义齿）、种植材料、桩核材料等方面取得了长足发展。

三、氧化锆陶瓷的低温老化问题

相变增韧提高氧化锆陶瓷韧性的同时，也会带来低温老化问题。所谓低温老化（low temperature degradation，LTD）是在水或水蒸气的环境中，表面缓慢发生 t→m 相变，之后材料表面因晶粒析出、结构损坏等原因使其力学性能降低，从而影响其服役时效，即韧性老化。氧化锆陶瓷之所以在潮湿的空气、水或水蒸气的服役环境中易诱发老化，是因为氧化锆陶瓷在水中晶粒相变后因体积膨胀产生微裂纹，微裂纹为水或水蒸气的进入提供了通道。另外，氧化锆陶瓷在研磨或喷砂等加工过程中，由于 t-ZrO_2 的亚稳定性使陶瓷表面易发生 t→m 应力诱导相变，虽然 t→m 相变可以提高氧化锆陶瓷的强度及韧性，但同时因形成微裂纹而导致老化，尤其是氧化锆修复体长期处于口腔环境中，口腔中的唾液、温度、咬合力、pH 值等因素更能加速低温时效的发展，产生或加大裂缝，显著降低氧化锆修复体的寿命。1981 年，Kobayashi 等首次发现低温老化现象。当时一些研究者认为氧化锆在服役过程中很难出现老化现象，直到 2001 年大约 400 个股骨头在很短时间内失效，低温老化问题才开始真正受到大家关注。研究表明氧化锆的低温老化的温度范围在室温至 400℃左右，很明显人体温度 37℃也在这个范围。齿科氧化锆陶瓷低温老化的影响因素主要包括：晶粒尺寸、晶粒形态和分布、稳定剂类型、添加剂的含量、烧结温度、保温时间和表面处理方式、氧化锆中所存在的剩余应力等。可以通过控制晶粒尺寸、降低烧结温度、缩短烧结时间、添加第二相和选择合适的表面处理等方法有效抑制氧化锆陶瓷老化，提高其服役性能。

四、齿科修复氧化锆陶瓷的主要类别

目前应用于齿科修复领域的氧化锆基陶瓷主要有：3mol% Y_2O_3 作为稳定剂的四方相多晶 ZrO_2 陶瓷

（3Y – TZP）、玻璃亲润陶瓷（In – Ceram）和氧化镁部分稳定氧化锆（Mg – PSZ）。

（一）3Y – TZP

3Y – TZP 陶瓷最大的特点是具有应力诱导相变增韧机制，但其表面四方相颗粒是不受基体控制的，它可以自发转化为单斜相或者通过在表面下几微米处进行表面处理形成表面压应力。表面相变引起表面硬化可能会提高氧化锆样品的力学性能和耐磨损性，但需考虑其相变层厚度，表面裂纹也会诱发 t→m 相变，一定程度的机械行为会引起表面晶粒析出，这对陶瓷而言是具有破坏性的。表面层机械加工一方面可以提高材料的力学性能，另一方面因为相变、温度变化、加工程度导致材料有缺陷，在此过程中可通过获得尺寸较小且分布均匀的晶粒来有效控制相变。3Y – TZP 陶瓷因受到空气中水蒸气应力腐蚀作用，在室温环境中会产生沿晶界扩展的慢裂纹，且表面裂纹源产生慢裂纹的速率高于内部裂纹源，因此可通过提高表面压应力抑制表面慢裂纹的产生及扩展，从而提高其抗疲劳行为。

（二）In – Ceram

In – Ceram 是通过注浆或软加工工艺制备而成的，即在玻璃加入之前形成多孔陶瓷，玻璃相的含量大约占整个陶瓷成品的 23vol%。从 20 世纪 90 年代注浆陶瓷开始应用于齿科修复，通过粉浆浇铸、烧结、掺入镧系玻璃制备成多孔材料，之后形成两个相互关联的网状结构，一个是玻璃相，另一个是晶体相。与传统注浆工艺相比，软加工工艺使得陶瓷的大孔隙率较低，且孔径分布均匀，因而应用愈来愈广泛。目前有三种晶体比较适合：Al_2O_3、$MgAl_2O_4$（镁铝尖晶石）和 12Ce – TZP – Al_2O_3。其中 12Ce – TZP – Al_2O_3 陶瓷是由 34vol% Al_2O_3、33vol% 的 12mol% CeO_2 稳定 ZrO_2 形成，最终成品中含有 23vol% 玻璃相和 8vol% 残余孔隙率。12Ce – TZP – Al_2O_3 因含有 8vol% ~ 11vol% 的孔隙率，使其力学性能没有 3Y – TZP 好，但比 3Y – TZP 具有更好的热稳定性及抗低温老化性能。

（三）Mg – PSZ

Mg – PSZ 是以 8mol% ~ 10mol% MgO 作为稳定剂，形成在立方相基体中含有四方相的一种氧化锆陶瓷。其微观结构中 ~40wt% 四方相沉积在 ~30wt% 立方相基体上，可以有效地抑制相变发生，即与 3Y – TZP相比，其抗老化性能强，但 Mg – PSZ 烧结温度通常在 1800℃ 左右，因其较高的烧结温度、粒径大（30 ~ 60μm）及高孔隙率，其应用没有 3Y – TZP 广泛。

五、齿科修复氧化锆陶瓷的成形工艺

1988 年 Duret 等首次将 CAD/CAM 技术引入齿科修复领域。该技术最初仅用于完全烧结陶瓷的表面处理，1993 年开始用于对 ZrO_2 陶瓷进行机械加工，目前已广泛用于部分烧结陶瓷的切削成形。齿科氧化锆陶瓷通常采用两种成形工艺。

第一种工艺：坯体经过完全烧结后再进行切削、磨削成形，硬加工。高温烧结后氧化锆陶瓷体密度可达到理论密度的 99%，但随后无论哪种表面处理工艺都会因应力诱导作用引起表面发生不同程度的 t→m 相变，在提高力学性能的同时也会诱导表面产生微裂纹、降低材料可靠性等。有人提出一种具有稳定且方便的超声振动磨削（ultrasonic vibration assisted grinding，UVAG）工艺，作为一种新型的硬加工技术引入口腔修复领域，在一定程度上降低了硬加工工艺对服役强度的影响。

第二种工艺：为了避免硬加工工艺对服役强度的影响，先采用 CAD/CAM 技术将部分烧结体切削成形，然后再进行完全烧结使氧化锆坯体获得最终的机械性能，即软加工。软加工过程节省了加工成本，提高了修复体精度，减少了人工操作误差，并可实现远程加工及优势资源共享。在该过程中预烧结温度对坯体的硬度、粗糙度影响比较大，坯体处理时需要一定的硬度，但硬度过高不利于后期切削加工，并且预烧结温度越高，其表面越粗糙。

目前，对于哪一种工艺会获得更好的陶瓷修复体还有争议。软加工的主要问题是软件需精确地将框架在烧结过程中产生的线、体收缩与放大量相匹配。当然与软加工相比，硬加工操作时间长、切削氧化锆烧结体比较困难，而且会引起表面微裂纹及缺陷等，相比较而言软加工应用更为广泛。

六、齿科修复氧化锆陶瓷的着色

氧化锆的基底瓷为白垩色可以最大限度地呈现自然牙的形态、颜色和色泽。氧化锆经着色处理可获得表面色泽均匀、色彩鲜艳、且不与皮肤发生过敏反应的彩色氧化锆陶瓷。彩色氧化锆陶瓷因其表面色彩鲜艳且具有金属材质的光泽度和亮度，良好的生物活性保证对人体无过敏反应，且具有优异的机械性能在各种彩色陶瓷制备中脱颖而出，特别适用于牙科材料应用。目前彩色氧化锆陶瓷主要集中在具有自然牙色的氧化锆陶瓷的研制，色彩较为单调，且仅集中在少数几种氧化物着色剂上。如果能将氧化锆良好的机械性能和颜色的丰富性结合起来，研制具有机械性能优异的彩色氧化锆陶瓷具有重要的理论意义和市场应用前景。目前对氧化锆进行着色制备彩色氧化锆陶瓷的着色方法主要有高温烧结前将着色剂与初始 Y – TZP 粉体混合着色（机械混合法）、化学包裹法和预烧体浸泡着色液着色（生坯浸泡法）。三种着色方法会因着色用途、着色效果和着色性能而各有利弊。使用不同着色方法及烧结工艺也会使制备的彩色氧化锆陶瓷满足各种不同的生产需求。

1. 机械混合法　将着色剂和烧结助剂按一定比例配料，采用行星球磨机进行机械混合，然后将混合好粉料经成型置于高温下烧结的方法。采用机械混合法制备的彩色氧化锆陶瓷具有价格低廉、易操作、技术成熟和生产量大的优点，但粉体机械混合过程需要的时间周期较长，易引入杂质，从而会耗时耗能。并且不同着色剂的化学组成不确定，机械球磨混合过程可以会破坏着色剂的结构，从而影响粉体晶粒的完整性，不利于着色剂在陶瓷中的呈色效果，需要经过重新造粒工艺处理。

2. 化学包裹法　是将分散性好的氧化锆（Y – TZP）粉体加入水中形成悬浮溶液，通过滴加沉淀剂调节 pH 值，使着色离子发生沉淀反应在氧化锆基体表面上进行，从而形成具有核壳包裹结构的复合粉体，是制备性能优异包裹粉体的一种有效方法。与机械混合法相比，采用化学包裹法可实现着色离子对氧化锆颗粒均匀包裹和混合，能有效克服颗粒间的团聚，在陶瓷烧结过程中能有效缩短着色离子间的传质距离并减少着色离子在高温条件下的分解或挥发。

3. 生坯浸泡法　该方法着色工艺较简单，直接将制备好的氧化锆粉末（3Y – TZP）装入模具，在一定的压力下干压成型或注凝成型。将成型好的氧化锆生坯在一定温度下进行预烧结，另配制一定浓度的着色剂溶液，将预烧结的氧化锆生坯浸泡在着色剂溶液中一段时间，最后进行终烧结，根据烧结氧化锆陶瓷的颜色和性能重新调整浸泡时间。用该方法制备彩色氧化锆陶瓷可能受人为因素影响较大，若着色剂溶液中的着色离子分布不均匀，将会影响烧结后氧化锆陶瓷表面的呈色效果。如果样品的浸泡时间控制不当，可能会使氧化锆生坯表面或边缘棱角处发生脱落，这样烧结后陶瓷表面可能会出现明显的裂纹，从而使陶瓷的强度下降。国际上有少数公司采用生坯浸泡着色法对氧化锆陶瓷进行浸泡着色，如 3M ESPE 公司研究的 Lava 氧化锆陶瓷体系，将预烧结的氧化锆陶瓷坯体经过切割抛磨后浸泡在制备好的染色液中几分钟，然后再对氧化锆坯体进行终烧结，最后得到的氧化锆陶瓷烧结体共 7 种颜色。采用着色剂溶液浸泡的方法对氧化锆陶瓷进行着色会受较多外界因素的影响，着色剂溶液浓度的高低、着色剂溶液的种类、渗透温度差异、渗透时间的长短等都会对制备的彩色氧化锆陶瓷的机械性能和色度变化产生影响。

七、齿科修复氧化锆陶瓷的产业现状

20世纪90年代，随着计算机辅助设计/计算机辅助制作（CAD/CAM）技术的应用，氧化锆陶瓷材料迅速被医生和患者所广泛接受，同时涌现出大量不同品牌的氧化锆，并因其加工方式、稳定剂含量和表面处理等差异，使瓷块的力学性能和生物性能也存在差异。

迄今为止，在成品氧化锆基全瓷冠修复体的制备上，美国的3M公司（3M ESPE），列支敦士登的义获嘉公司（Ivoclar Vivadent），德国的维他公司（VITA Zahnfabrik）和泽康公司（Cercon）等相继开发出In-Ceram、CAD/CAM等技术，得到的氧化锆冠体（粒径200~500 nm），满足临床应用指标（抗折强度大于900 MPa，抗断裂韧性大于5MPa·$m^{1/2}$）并已在临床中应用。2009年，深圳爱尔创生物材料有限公司生产的氧化锆在国内率先获批国家食品药品监督局医疗器械注册证，迈出了国产二氧化锆产品在口腔临床应用的第一步。近年来国内品牌如爱尔创、爱迪特等氧化锆陶瓷逐渐得到了口腔行业的认可，国内市场尤其是民营口腔市场占有率逐年提升。随着全瓷修复体的临床普及，国产氧化锆面临着重大的机遇与挑战，品牌效应的提升及相关技能培训服务是进一步扩大市场占有率的关键步骤。

针对不同品牌的氧化锆陶瓷，长期临床观察发现，氧化锆基全瓷冠修复体也存在着不稳定（如饰瓷崩裂、基冠在潮湿环境下机械性能明显变差）等问题。在修复体的加工过程中，应严格按照不同品牌的氧化锆修复体的加工工艺进行。例如品牌为爱尔创、3M、西诺德、义获嘉的瓷块，其加工工艺及临床应用特点是有差异的，如果不按照相应品牌的产品的加工工艺进行修复体的制备，难以获得性能优异的修复体。义获嘉品牌的氧化锆瓷块是一种非常理想的高强度修复体材料，易于加工，并可承受巨大的咬合力，同时还具有美观、稳定性好等特点，可用于前牙、后牙的修复，甚至长达14个单位的桥体制作。3M品牌的Lava氧化锆和Lava Plus超透氧化锆的强度可达1440 MPa，为了满足不同患者牙体颜色的区别，其使用专利染色技术，可提供8种颜色的基底冠，配合Lava CAD/CAM氧化锆系统可具有更精密的边缘适合性和自然通透效果。因此，应该加强修复体制作人员的培训，使其对不同品牌的氧化锆产品的基本性能及加工工艺有所了解，制备出满足临床使用要求的性能优异的修复体产品。

八、齿科修复氧化锆陶瓷的存在问题及未来研究热点

虽然氧化锆陶瓷在齿科领域的应用具有明显优势，但目前仍存在一些问题。目前临床上一般需要在利用CAD/CAM技术切削后的氧化锆基冠表面上覆盖饰瓷，以提高其抗折强度和颜色。这样，由于饰瓷涂层在基冠表面润湿性不理想且加热时具有不同的热膨胀系数，易产生瓷裂。而关于基冠的表面没有标准的处理方法，且其与饰瓷的界面结合并无深入的基础性研究，影响了氧化锆全瓷冠修复体的临床推广。工业化生产中满足临床指标的氧化锆全瓷冠粉体的烧结温度范围较宽（1300~1550℃），获得的晶粒尺寸差别较大。而烧结条件对晶粒尺寸、晶向和晶相稳定性的影响并无系统性深入研究，增加了临床结果的不确定性。同时，由于原料价格昂贵、成品制备加工工艺较复杂、纳米技术所引发的潜在特殊生物效应等问题，增加了制备高纯度（不含对人体有害成分）、高性能（机械性能、生物性能等）成品氧化锆瓷冠的难度和成本。因此，不仅需要从工艺上对氧化锆基粉体的制备进行优化，提高原料纯度、机械性能、生物性能和稳定性，而且需要从晶体学角度对晶体成核、生长、第二相及晶粒尺寸对于晶体结构稳定性，进而对基冠生物力学性能的影响及基冠与饰瓷的晶格匹配对其界面的影响等问题进行深入的理论分析，为工业生产和临床应用重新制订标准，提高材料的长期稳定性和安全性。

另外，氧化锆陶瓷增韧机理较多，但对不同增韧机理间协同效应的研究还不够深入。氧化锆陶瓷的

减法成形技术，因刀具和材料的直接接触，会引起表面发生不同程度的 t→m 相变，在促进力学性能提高的同时也会诱导表面微裂纹的产生，从而导致材料可靠性降低。相变产生的微裂纹，会使材料在口腔环境中更易出现晶粒析出、结构损坏等现象，导致其服役力学性能明显下降。

氧化锆临床应用的另一重要挑战是国产加工设备（CAD/CAM）的进一步普及，从而降低氧化锆修复体的价格。氧化锆修复体加工设备（CAD/CAM）基本被进口品牌垄断，根据不同配置，CAD/CAM 加工设备的价格从几十万到上百万不等，这也是氧化锆修复体价格较高的主要原因。CAD/CAM 设备的核心是扫描仪及配套软件，2015 年 9 月，广东朗呈医疗器械科技有限公司研发、生产的口内扫描仪取得了中国医疗器械产品注册证，获得了上市通行证，迈出了国产口腔扫描仪临床应用的第一步。近年来，国产口腔设备蓬勃发展也反过来刺激了国产氧化锆修复瓷体的发展。

未来几年，在材料制备方面，要加强对齿科氧化锆陶瓷协同增韧机理的深入研究；在材料成形上，要引入氧化锆陶瓷的加法成形技术（3D 打印技术）来彻底解决因刀具和材料的直接接触导致的陶瓷表面损伤问题；要以性能为导向，加强材料设计研究，选择新型成形方法，来提高氧化锆陶瓷的可靠性以及服役寿命。

九、总结与展望

随着人们生活水平不断提高和保健意识持续增强，人们对有益人体健康的功能化义齿的需求会日趋迫切。义齿是作为一种具有复杂外形的个性化的生物制品，在极潮湿的口腔唾液等复杂的生物化学条件下服役，承受咀嚼力、温度和 pH 值的频繁变化。该产业本身是生命健康领域的朝阳产业，人口老龄化日益严重的今天，未来几十年内科技力量和资本投入的加大必然会使得齿科氧化锆陶瓷综合力学性能不断提高，在生物医用领域的应用必将会越来越广泛。

第五节 口腔种植材料

📖 学习要点 --

讲解了口腔种植材料的基本概念、分类和性能，重点讲解了口腔种植陶瓷与界面的关系，并总结了几大类口腔种植陶瓷材料的临床应用特征。

将生物材料制成的制品植入到人体内，替代缺损缺失的人体组织或器官结构和功能的技术称为种植，所采用的材料称为植入材料。将种植材料植入到颌骨内、骨膜下或黏膜内等部位，替代牙或颌骨缺损缺失，并恢复其功能的材料，称为口腔种植材料。口腔种植材料是口腔材料中唯一能植入到体内发挥生理功能的材料，因此，它具有一定的特殊性，是口腔医学中的一个新领域。采用口腔种植材料进行的修复方法，又是一种具有功能性的修复方法。这种方法可以获得历来所采用的机械修复方法所不能达到的效果，所以，在口腔医学的发展过程中占有非常重要的地位。目前口腔种植包括人工牙根种植和口腔人工骨种植两个方面。由于材料以及制品均要与血液、体液和人体内部组织接触，因此要求材料必须具有良好的生物安全性和生物相容性。

口腔种植经历了较长的发展时期。古代人们采用天然材料进行种植。20 世纪 30 年代开始将钴铬合金、有机玻璃、钛及钛合金引入口腔医学领域，促进了口腔种植的发展。20 世纪 70 年代以后，生物相容性和特异性材料的大力开发，将口腔种植推向了一个新阶段。特别是 80 年代生物陶瓷的应用，使口腔种植更加功能化、精细化，临床技术也逐渐系统化、规范化，其基础理论也得到不断完善。

一、口腔种植材料的相关概念

1. 非负荷区种植与负荷区种植（noload bearing implant）　指材料不承担功能运动所需的应力或只分担很少部分，如颌面的美容修复、囊肿堵塞、牙周骨缺损修复、牙槽幡的增高等。非负荷区修复对材料的要求主要是生物学性能。负荷区种植（load bearing implant）指材料承担传递功能运动所需的外力，如人工种植牙根、大面积颌骨缺损修复、关节的修复与替代等。负荷区修复对材料的要求除生物学性能外，重要的是生物力学性能。

2. 骨性结合　是指在光学显微镜下，高分子化的活的骨组织与种植体形成直接的接触关系，通过物理化学过程形成种植体与骨组织基质的连续性。

3. 骨引导性与骨诱导性　是材料与骨组织形成骨性结合的过程中所表现的两种骨生长结合方式。骨引导性指材料植入骨组织内，材料与骨组织直接接触，引导骨组织在其表面生长，而逐渐形成骨性结合，与之对应的材料称为骨引导性材料。骨诱导性指材料具有诱导基质干细胞向骨源细胞分化的能力，并形成骨组织，它不仅在植入骨组织内可以诱导骨的生长，而且在植入非骨区域也可以形成骨组织，与之对应的材料称骨诱导材料。可以认为，骨引导性是骨活性材料的共性，骨诱导性是部分骨活性材料的个性。

二、口腔种植材料的分类

1. 金属类　主要包括钛以及钛合金、纯钽、不锈钢、钴铬合金等。

2. 陶瓷类　根据材料的性质和在机体组织内引起的组织反应类型，将口腔生物陶瓷分为以下3类。

（1）生物惰性陶瓷　多晶氧化铝陶瓷；单晶氧化铝陶瓷；高结晶羟基磷灰石陶瓷；碳素陶瓷，包括玻璃碳陶瓷、热解炭陶瓷；氧化锆陶瓷；氧化硅陶瓷；氧化钛陶瓷；氮化硅陶瓷。

（2）生物功能性陶瓷　生物玻璃；生物玻璃陶瓷，包括硅玻璃陶瓷、磷酸钙陶瓷；低结晶羟基磷灰石，包括氟羟基磷灰石、锆羟基磷灰石、硅羟基磷灰石等。

（3）生物可吸收性陶瓷　磷酸三钙陶瓷，包括 α – 磷酸三钙陶瓷、β – 磷酸三钙陶瓷；焦磷酸钙陶瓷，c – 磷酸八钙陶瓷；磷酸四钙陶瓷；可溶性铝酸钙陶瓷。

3. 有机高分子类　包括天然衍生聚合物和人工合成聚合物。

4. 复合材料类　由上述两种或两种以上基本材料复合而成。

三、口腔种植材料应具备的性能

1. 生物学性能

（1）口腔种植材料是口腔材料中能植入体内使用的材料。应具高度的生物相容性。生物相容性包括两层含义，一是组织相容性，即指材料植入体内后，与机体组织（软组织、硬组织以及血液、组织液）接触时，具有良好的亲和性能。二是力学相容性，是指材料植入体内后，力学性能与机体组织的生物力学性能相一致，不产生对组织的损伤和破坏作用。

（2）在体内正常代谢作用下，不产生变质或变性，在机体正常的生长发育和增生吸收过程中，材料能长期保持稳定状态，不发生生物退变性。

（3）材料对周围组织无毒性、无刺激性、无致敏性、无免疫排斥性以及无致癌性。

（4）材料与机体软硬组织具有良好的结合性。

2. 具有良好的物理性能与力学性能　具有承受口腔内的静力和动力作用的足够强度，能发挥正常的咀嚼功能。特别是材料与口腔硬组织的弹性模量必须相近似，才能避免在功能作用下产生应力集中而造成对口腔硬组织的损伤和破坏，或造成新生骨的再吸收。这种性质对提高口腔种植成功率是极为重要的。

3. 具有良好的加工成型和临床操作性　口腔种植的目的是力图通过利用人工材料替代和恢复各种原因造成的天然牙和骨缺损缺失的生理外形，重建已丧失的生理功能。因此，修复这类复杂的骨缺损，就必须要求口腔种植材料能具有良好的加工成型性，并且在临床治疗过程中，操作必须简便易于掌握，这对于克服目前普遍采用硬质材料难于加工和操作不变的问题非常重要。

4. 具有耐消毒灭菌性能　因口腔种植材料是长期植入人体内的材料，植入前必须进行严格的消毒灭菌处理。无论是高压煮沸、液体浸泡、气体（环氧乙烷）或射线消毒，材料均不能因此而产生变性。在液体或气体消毒后，不能含残留的消毒物质，以保证对机体组织不产生危害。

5. 具有生产实用性　口腔种植材料的原料来源应丰富，容易获得，生产工艺简单，成本低，才能获得临床推广的实用价值。

四、口腔种植陶瓷材料

（一）概述

口腔种植陶瓷材料是指植入到口腔颌面部硬组织内替代天然牙、骨组织缺损缺失和畸形矫正，以恢复患者的生理外形和功能的生物陶瓷材料。

（二）分类和组成

陶瓷植入材料主要有以下 3 种。

1. 生物惰性陶瓷　包括单晶或多晶氧化铝陶瓷、碳素陶瓷、氧化锆陶瓷、氮化硅陶瓷等。特点是化学性能稳定，机械强度高，耐腐蚀性能好，无毒无刺激作用，亲和性好等。惰性生物陶瓷与生物组织的结合主要是物理性结合，因此需在种植体上钻孔或在表面制成螺纹或沟槽状等，以利骨和纤维组织附着或长入。

2. 生物活性陶瓷　包括生物玻璃及玻璃陶瓷，高密度或低密度羟基磷灰石类陶瓷（锆羟基磷灰石陶瓷、氟羟基磷灰石陶瓷、硅羟基磷灰石陶瓷等）。它们的化学成分和结构一般与骨组织无机成分相似，特别是低密度羟基磷灰石陶瓷材料存在微孔，更利于纤维和新生骨长入，有促进骨组织新生、引导骨生长的作用，可以和骨组织形成牢固的骨性结合。

3. 可降解性生物陶瓷　有可溶性铝酸钙陶瓷、可溶性磷酸三钙陶瓷等。特点是在人体内环境中，材料可逐渐被机体吸收，有引导组织长入的作用。

（三）陶瓷材料与组织界面的关系

口腔种植陶瓷材料与机体组织的相互作用受到陶瓷材料组成结构、表面形态（粗糙程度、孔隙率及形态）、机体组织的反应性及种植技术等诸因素的影响。种植材料的性质在很大程度上决定了材料与机体的种植界面反应。

1. 材料组成结构与界面的关系　种植陶瓷一般都具有较好的生物功能。特别是含有 CaO、P_2O_5 成分的陶瓷，如羟基磷灰石陶瓷、生物玻璃陶瓷等，能在机体生理环境中释放钙、磷等离子，并形成磷灰石结晶富集的表面层，提供了必需的钙、磷矿物元素成分，有利于骨组织的新生和骨缺损的修复。在三大类种植陶瓷材料中，每类材料与骨组织界面结合的方式是不相同的。生物功能性陶瓷植入机体后，与骨组织呈骨性界面结合，其界面区无纤维组织膜；而生物惰性陶瓷材料植入后，形成纤维接触界面；生物可吸收性陶瓷的骨界面，存在新生骨形成伴随着陶瓷材料的分解吸收。

2. 材料表面状态与界面关系

（1）陶瓷材料的表面能　由于口腔种植陶瓷材料在生理环境中，首先与体液相互作用，从表面开始产生浸润、溶解、离子交换等反应，而后逐渐向材料内部扩散。这些反应与反应速度、作用尝试和材料的化学成分、表面结构以及反应产物的性质有关。体液对材料的润湿性对种植材料与机体组织的结合具有很大的影响。陶瓷种植材料的表面能愈高，体液在材料的表面张力愈低，润湿性就愈好，材料与组织的结合性就愈佳。通常可以用液体在固体表面的接触角来表示浸润性，接触角越小，浸润性就越好。在目前使用的多种口腔种植材料中，生物玻璃陶瓷、羟基磷灰石具有最小接触角。

（2）陶瓷材料的孔隙　存在时具有以下几方面的作用：①为纤维组织、骨细胞向陶瓷中生长提供通道和生长场所；②增大组织与陶瓷材料之间的接触表面积、加速反应过程；③孔隙有利于局部液体循环，为长入材料内部的新生骨提供营养；④对于生物惰性陶瓷材料，纤维及骨组织长入孔隙中有机械性锁结固定种植体的作用。目前一般认为，当材料内部的孔隙直径在 $39 \sim 78 \mu m$ 时，纤维组织可长入材料内部。当材料内部的孔隙直径大于 $78 \mu m$ 时，则纤维和骨组织可同时长入材料内部。当材料内部的孔隙较大时，虽对组织长入有利，但将使陶瓷种植材料的强度下降，从而影响材料的力学性能。同样，当材料内部的孔隙率增加时，也要影响材料的力学性能。因此，口腔种植陶瓷材料的孔隙率一般控制在 30% 左右，既能保持陶瓷的强度，又可保持孔隙相通。

（3）材料的力学性质与界面的关系　在种植界面与材料的力学性质中，陶瓷材料本身的力学性质和在应力作用下的力传导性质，必须与骨的力学性质和力传导性质相匹配，才能获得良好的力学相容性而提高种植的成功率。陶瓷材料与天然牙和骨组织相比，弹性模量高，刚性大，因此，在受应力时特别是受水平应力时，应力不能得到分散和缓冲，加上骨组织又是多相而非均一的多孔体，应力应变呈黏弹性关系，在这种情况下很容易形成种植体周围的应力集中，造成骨吸收和破坏。因此，陶瓷材料的力学性质影响着种植界面的稳定。总之，研究种植界面反应的机制和影响因素，设法控制界面反应，是研究组织－材料结合机制的重要内容。陶瓷材料的组成和结构、材料的结晶类型和结晶度、表面状态、周围生理介质的性质和组成，都对界面反应过程有着极大的影响。

（四）几类口腔种植陶瓷材料的特征

1. 羟基磷灰石陶瓷　羟基磷灰石（hydroxyapatite，HA）陶瓷是目前口腔种植材料中最常用的材料，其分子式为 $Ca_{10}(PO_4)_6(OH)_2$。羟基磷灰石与人体牙和骨组织无机质的结构成分相似，在牙釉质中含 95% 以上，在骨中含 65% 以上。在牙和骨组成中，无机质成分以结晶钙盐的形式存在，其中磷酸钙占 84%，碳酸钙占 10%，其他为矿物质。而结晶钙盐的结构，主要又以结晶羟基磷灰石和不定形碳酸钙两种状态分布于人体骨中。而人工合成的羟基磷灰石的成分和结构与体牙、骨组织的无机质相似，材料本身无毒、无刺激性、耐腐蚀，并且表面还带有极性。体外毒性试验表明，对细胞生长的形态和细胞增殖周期的形态变化不会产生影响，细胞膜完整无破坏，且无异常形态变化出现，两者间附着紧密，细胞相容性非常好。而且 HA 对细胞增殖率也没有抑制作用，细胞的增殖速度和增殖数量无不良影响，而且还有加速骨细胞形成和增殖的作用，能从 HA 表面伸入到微孔内形成生理性骨结合。羟基磷灰石陶瓷植入体内或口腔内使用时，不会引起机体的免疫反应，能耐受体液的腐蚀，加上材料表面存在轻度的生理溶解性，与组织的细胞膜表层的多糖和糖蛋白等通过氢键相结合而具有高度的组织相容性，能形成骨性结合。

2. 玻璃陶瓷玻璃陶瓷（glass ceramic）　又称为微晶玻璃，它是玻璃经微晶化处理制得的多晶固体。玻璃陶瓷与玻璃的不同处在于，玻璃是由无定形或非晶玻璃相组成；玻璃陶瓷则是由一种或数种结晶相组成，结晶相均匀地分布在玻璃基质中，而结晶相在数量上多于玻璃相。医用玻璃陶瓷一般采用 $CaO-P_2O_5$ 系或掺杂其他微量成分，使这类陶瓷的性质得到改善，强度有所提高，能耐体液腐蚀，并增加与骨的相容性。在高温下材料呈玻璃态，而又以晶核为中心生成数以兆计的微小晶体。晶格属共价键或离子键，由于在高温下氧化增强了分子间的引力，而具有极大的稳定性。经微晶化处理成为生物玻璃陶瓷后，不仅强度能显著提高，而且能够析出磷灰石结晶相，与人体牙和骨的无机质成分相似。

3. 单晶氧化铝陶瓷　氧化铝陶瓷（alumina ceramic）可分为单晶氧化铝陶瓷（又称刚玉）和多晶氧化铝陶瓷（又称宝石），二者的化学成分均为 Al_2O_3，晶型为 $\alpha-Al_2O_3$，属六方晶系。单晶氧化铝陶瓷的结构完整，缺陷很少，更无脆弱的晶界相，因而在应力作用下不易出现微裂纹和裂纹扩展。单晶氧化铝表面，在机体组织环境中，水化膜能与糖蛋白等成分以氢键结合，形成 Al—OH 结构，而具有良好的组织相容性。单晶氧化铝表面非常光滑，对软组织无刺激作用，所以在种植体颈部能获得龈组织附着，对于早期稳定和封闭感染通道起着重要作用。

4. 碳素陶瓷　目前国际上将碳素归在生物陶瓷类，所以又称为碳素陶瓷。碳素一般有 4 种状态，即石墨、玻璃碳、热解炭和碳纤维。碳素陶瓷的强度大，耐腐蚀，并且有良好的组织相容性。一般采用交联聚合体碳化石形成高强度的炭块。即通过对预聚物的缓慢热解，除去挥发组分，剩下含炭的玻璃状残留物，称为玻璃碳陶瓷。也可以用纯炷气体在高温2000℃以上分解成炭，沉积在预先制成的耐火基质上形成热解炭陶瓷，它比玻璃碳的强度更高。石墨和碳纤维不能直接用作种植材料。碳素陶瓷的强度好，在体内不分解吸收，耐腐蚀，无毒无刺激性，与机体基本组成的元素碳相同，当植入体内后，能在表面形成碳素薄膜，而且有良好的组织相容性。碳素陶瓷的弹性率与其他陶瓷材料相比更接近人体牙和骨，所以具有机体硬组织的力学相容性。碳素陶瓷在人体内与血液接触时有抗血栓的作用，并能在表面形成供氧的机体膜，对周围组织的代谢起着重要作用。碳素陶瓷与骨接触时，还具有一定的促进骨新生的作用。

5. 陶瓷-金属多孔复合种植材料　为了克服陶瓷材料的脆性，以钛金属作核补强；为了模拟骨的成分结构，在钛金属表面复合以上陶瓷；为获得组织长入，在陶瓷表面造孔。陶瓷涂层金属人工牙根复合种植体的优点如下。因某些生物陶瓷材料成分结构与骨组织相似，作为表层材料，具有良好的生物学性能，使种植体与骨组织产生骨性界面结合。通过涂层加工，改变了原种植体的表面形貌，在种植体表面形成了相互沟通的孔隙，以促进组织向孔隙内生长，增强种植体与骨组织的机械性结合。生物陶瓷材料涂层可阻止或降低内层金属离子的释放，并可改善种植体表面的弹性模量。生物陶瓷材料涂层人工牙根种植体，利用金属核的强度能克服单纯陶瓷人工牙根种植体脆性大、机械强度较差的缺点，但金属与陶瓷的结合性能还有待进一步提高。

🔗 知识链接

瓷贴面是应用粘结材料将薄层人工瓷修复体固定在患牙唇面以遮盖影响美观的缺损变色等缺陷的一种修复方法。其作为一种保存性修复治疗手段，近年来广泛用于临床，尤其适于对年轻恒牙、髓腔较大的前牙进行牙齿美容修复。瓷贴面具有颜色美观、备牙量少、抗液体吸收、生物相容性好、抗磨损、牙周保健及粘结牢固可靠等优点。

目标检测

答案解析

一、不定项选择题（每题至少有一个正确答案）

1. 现阶段口腔生物材料重点发展的领域包括（　　）

　　A. 口腔生物材料生物相容性分子设计理论、生物相容性检测手段以及评价标准的研究

　　B. 口腔颌面骨修复材料的仿生和功能治疗的研究

　　C. 牙体修复材料的功能化研究

　　D. 龋病预防材料的社会化研究

2. 与普通的牙科铸造合金相比较，烤瓷的金属基底材料应具备的性能包括（　　）

　　A. 合金必须与瓷层之间有牢固的结合力

　　B. 合金的熔点必须高于瓷粉的熔点

　　C. 合金应该具有足够的刚性以支持脆性较高的瓷层

　　D. 合金与瓷料的线膨胀系数必须匹配

3. 烤瓷牙的金瓷结合机制包括（　　）

　　A. 化学结合　　　　　　B. 机械结合　　　　　　C. 范德华力　　　　　　D. 压缩结合

二、思考题

1. 简述氧化锆陶瓷的低温老化的原理及解决办法。

2. 简述磁性纳米陶瓷复合材料的特性及应用。

书网融合……

本章小结

第六章 骨修复陶瓷材料

学习目标

1. 掌握骨水泥的组成与应用。
2. 熟悉磷酸钙、硫酸钙、磷酸镁等骨水泥的特性。
3. 了解骨水泥的发展趋势，了解骨水泥组成对性能的影响及改进措施。
4. 学会骨水泥的制备工艺。
5. 培养"厚药德、明药规、强药技、懂智造、接国际"的高素质医药类技术技能人才

岗位情景模拟

情景描述 李教授的母亲髋骨处有轻微骨裂，由于年事已高，仅靠卧床修养恐难以实现伤口的愈合，医生建议采用微创手术打骨胶进行固定。

讨论 什么是"骨胶"？骨胶帮助骨愈合的原理是什么？

第一节 磷酸钙骨水泥

学习要点

磷酸钙骨水泥具有优良的生物相容性、生物活性和骨传导性，可任意塑形并能在体温下固化，固化过程等温性，可降解吸收，是既能自行固化又能产生骨传导效果的骨修复材料。该章节讲解了其组成、水化反应、结构特征及应用。

一、磷酸钙骨水泥概述

磷酸钙骨水泥（calcium phosphate cement, CPC）是一种新型的骨缺损修复材料，具有优良的生物相容性、生物活性和骨传导性，可任意塑形并能在体温下固化，固化过程等温性，可降解吸收，是既能自行固化又能产生骨传导效果的骨修复材料。磷酸钙骨水泥最先是由 Brown 和 Chow 于 1985 年研制成功，它是指一类以各种磷酸钙盐为主要成分，在生理条件下具有自固化能力及降解活性、成骨活性的无机材料。1991 年磷酸钙骨水泥获得美国食品与药品管理局（FDA）的批准同意用于临床。

（一）磷酸钙骨水泥的优点

与聚甲基丙烯酸甲酯（PMMA）聚合物骨水泥相比，磷酸钙骨水泥具有以下优点：生物相容性高，其成分最终转化为羟基磷灰石，继承了羟基磷灰石陶瓷生物相容性好的优点；固化过程等温性，CPC 固化反应放热量很小，远小于 PMMA；具有生物活性，能与骨组织形成骨性结合，能传导成骨，而 PMMA 是生物惰性材料，与人体骨组织不亲和，容易松动脱落；在人体环境中逐步降解被组织吸收，并产生骨

再生效果，而 PMMA 不降解，植入后作为异物永久保留在体内。

与烧结的羟基磷灰石或磷酸钙生物陶瓷相比，磷酸钙骨水泥具有以下优点：第一，可临时塑形，能与植入部位紧密配合，具有良好的密闭性能；第二，可在体温下自固化，无需高温烧结；第三，植入形式多样化，能根据需要以膏体、预固化块体或微球、注射等不同形式植入体内；第四，具有微孔多孔结构，可作为药物载体通过多种形式载药。

CPC 所具有的这些优点在很大程度上符合临床修复骨缺损的要求，因此日益受到重视，有广阔的应用前景。磷酸钙骨水泥作为一种能自行固化并产生骨再生效果的骨骼修复材料，以其生物相容性高和可任意塑性这两种特性的统一，得到了国际材料界和医学界的重视，成为当今生物材料的研究热点之一，并逐步试用于临床。

（二）磷酸钙骨水泥的组成

与普通水泥一样，磷酸钙骨水泥也是由固相、液相和添加剂组成。CPC 固相成分是 2 种或 2 种以上的粉末状钙磷酸盐混合物，除了磷酸盐以外，有时也加入少量碳酸钙；液相可能是蒸馏水、稀磷酸、磷酸钠、生理氯化钠溶液、血液等。骨水泥液相的成分往往比较复杂，多数含有 K^+、Na^+、Ca^{2+} 和 HPO_4^{2-} 等离子，这些离子是人体骨骼与体液的重要成分，对骨生长及其新陈代谢起重要的调节作用。磷酸钙骨水泥的固相和液相按适当比例均匀调和混合后，得到可任意塑形的糊状物，通过发生一系列水化反应生成弱结晶的羟基磷灰石（HA）晶体，在室温或体内环境下逐渐自行固化。目前大多数 CPC 在体外温度为 37℃、相对湿度 90% ~ 100% 的环境下凝固时间为 6 ~ 20 分钟，水化反应完成需 3 ~ 4 小时。固化时间的长短与骨水泥系统的组成、液/固比例、磷酸在溶液中的容积比以及固相颗粒的大小和形态等因素有关。CPC 添加剂包括以提高材料的成骨性能为目的的含人体内微量元素 Zn^{2+}、Mg^{2+}、Sr^{2+}、CO_3^{2-} 等的化合物以及其它用于促进 CPC 骨水泥凝结、提高骨水泥的强度、改善骨水泥抗溃散性和可降解性的添加剂。

常见用于组成 CPC 的磷酸盐有：无水及二水磷酸氢钙、磷酸三钙、磷酸四钙、无定形或部分结晶磷酸钙、无水及一水磷酸二氢钙、碳酸钙等，均具有良好的组织相容性。表 6 - 1 列出了磷酸钙骨水泥固相的各种主要成分。

表 6 - 1　磷酸钙骨水泥的主要成分

名称	分子式	Ca/P
一水磷酸二氢钙（monocalcium phosphate monohydrate, MCPM）	$Ca(H_2PO_4)_2 \cdot H_2O$	0.50
无水磷酸氢钙（dicalcium phosphate anhydrous, DCPA）	$CaHPO_4$	1.00
二水磷酸氢钙（dicalcium phosphate dihydrate, DCPC）	$CaHPO_4 \cdot 2H_2O$	LOO
磷酸八钙（octocalcium phosphate, OCP）	$Ca_8H_2(PO_4)_6 - 5H_2O$	1.33
无定形磷酸钙（amorphous calcium phosphate, ACP）	$\alpha - Ca_3(PO_4)_2$	1.50
$\alpha -$磷酸三钙（$\alpha -$ tricalcium phosphate, $\alpha -$ TCP）		
磷酸三钙（j0 - tricalcium phosphate, F - TCP）	$\beta - Ca_3(PO_4)_2$	1.50
羟基磷灰石（hydroxyapatite, HA）	$Ca_5(PO_4)_3OH$	1.67
磷酸四钙（tetracalcium phosphate, TTCP）	$Ca_4(PO_4)_2O$	2.00
碳酸钙（calcium carbonate, CC）	$CaCO_3$	

在已开发的各种磷酸钙骨水泥中，骨水泥一般采用两种或两种以上的磷酸钙粉末混合（单一组分的 $\alpha -$ TCP 骨水泥例外），其中有偏酸性的磷酸钙盐和偏碱性的磷酸钙盐，混合后用水或水溶液调和，磷酸钙盐在水中逐渐溶解，在室温或体温环境下发生水解反应和（或）产物间反应，最终固化为骨水泥

固化体。CPC 的固相组成对材料性能有很大影响。磷酸钙骨水泥按照固相组成的 Ca/P 比可归纳为以下几类：

1. 磷酸氢钙（DCPC 或 DCP）型骨水泥　如 MCPM + β-TCP，MCPM + α-TCP，MCPM + Ca（OH）$_2$ 等体系，其固相组成的 Ca/P 比为 1.0。

2. 磷酸八钙（OCP）型骨水泥　如 MCPM + α-TCP，α-TCP + DCPD（DCP）等体系，其固相组成的 Ca/P 比为 1.33。

3. 缺钙羟基磷灰石（CDHA）型骨水泥　如 TTCP + DCPD（DCP），TTCP + MCPM 等体系，其固相组成的 Ca/P 比为 1.5。

4. 羟基磷灰石（HA）型 CPC 骨水泥　如 MCPM + CaO，TTCP + DCPD（DCP）等体系，其固相组成的 Ca/P 比为 1.67。

二、磷酸钙骨水泥的结构

（一）磷酸钙骨水泥的水化反应及结构特征

与普通建筑水泥一样，磷酸钙骨水泥也是通过溶解-水化沉淀反应而固化。化学反应过程主要由磷酸钙盐的溶解和沉淀控制，溶解和沉淀反应的推动力与相应的溶液过饱和度或欠饱和度相关。同时各磷酸钙盐的溶解能力决定了磷酸钙化合物参与的化学反应（通常是溶解、沉淀或相转变）的反应方向。在 pH 为 4.2~11 范围内，HA 的溶解度最小，在热力学上是最稳定的，所以其它磷酸钙盐在水中趋向于向 HA 转化，如：

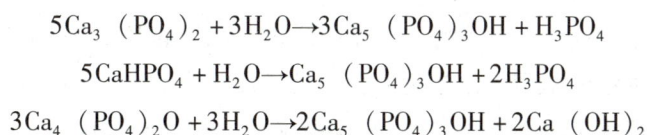

$$5Ca_3（PO_4）_2 + 3H_2O \rightarrow 3Ca_5（PO_4）_3OH + H_3PO_4$$

$$5CaHPO_4 + H_2O \rightarrow Ca_5（PO_4）_3OH + 2H_3PO_4$$

$$3Ca_4（PO_4）_2O + 3H_2O \rightarrow 2Ca_5（PO_4）_3OH + 2Ca（OH）_2$$

由于单组分磷酸盐水化时生成的副产物为酸或碱，如磷酸四钙水化时产生 OH$^-$ 而磷酸氢钙水化会产生 H$^+$。如果反应是可逆的，从动力学角度来说，反应产物的增多，必然会使由左向右的反应速率下降。而且，如果正向反应产生的酸或碱不消除，则会发生逆向反应。因此，单一磷酸钙盐水化能力很有限。

一般 CPC 是两种或多种磷酸钙盐的混合物，由于水化产物中既有酸性副产物也有碱性副产物，通过副产物之间的酸碱反应消除副产物，从而保证水化反应可以持续进行。以磷酸四钙系列骨水泥为例：当磷酸四钙和磷酸氢钙在水中共存时，磷酸四钙溶解速率加快。随着溶解的不断进行，pH 向碱性方向偏移，直至溶液中的离子浓度达到过饱和时才析出 HA。在高 pH 范围内会促进磷酸氢钙溶解，但磷酸四钙的溶解速率降低，最终回到平衡状态。H$^+$ 和 OH$^-$ 透过包覆层后水化反应继续进行，此时水化反应由原来的颗粒表面溶解控制转变为扩散控制。原料颗粒表面溶解、CPC 产物的晶核形成与生长以及离子通过水化产物层的扩散过程既可能是同时进行的，又可能是相继发生的。

在水化反应的初始阶段，HA 的生成受原料表面反应控制，在颗粒间和颗粒表面生成的 HA 加强了颗粒间的连接。HA 晶体含量越大，接触点越多，抗压强度随 HA 生成率的增大几乎线性增大。在水化反应的后期，在颗粒表面形成一层 HA 包覆后，CPC 水化反应由颗粒表面反应控制转化为透过水化产物的扩散控制。随着水化反应的不断进行，生成的 HA 数量的不断增多，晶体不断长大，水化产物逐渐占据原来的充水空间，原来被水占据的空间逐渐被分割成不规则的毛细孔，凝胶孔增多，使孔隙尺寸不断减小，HA 晶体相互交错，使得颗粒间的结合强度随之提高，材料逐步形成坚固的、含有大量微孔的多孔结构，在宏观上就表现为 CPC 的固化强度迅速提高。HA 析晶主要生长为针状、棒状、柱状或片状，填充在孔隙中。因此，CPC 的结构与水化反应密切相关。

（二）磷酸钙骨水泥的水化产物形貌及其调控

骨水泥的水化过程是磷酸钙盐溶解–沉淀的过程。在沉淀过程中，相互交织的 HA 晶体促成了骨水泥的硬化。由于微量组分（Mg^{2+}、Na^+、HPO_4^{2-}、CO_3^{2-}）组分的存在，大多数天然磷灰石是非计量的磷灰石。如果在骨水泥的水化过程中 HA 中的离子被其它离子取代掺杂到其结构中，将会引起骨水泥水化产物形貌的改变。但目前大多数研究集中在骨水泥的组分对水化产物结晶结构的影响，很少对骨水泥的微观形貌进行系统的研究。根据阴离子配位多面体生长基元理论，在晶体生长过程中，不同的晶体形貌是由于晶体单元在晶体的表面上不同的叠加速度引起的。对于磷酸钙，晶体的形貌与磷氧多面体在空间的排列有直接的关系。另外，磷酸钙盐在不同的 pH 条件下有着不同的溶解速率，在 pH 大于 4.2 的环境中，最稳定的磷酸钙盐是羟基磷灰石，但是如果改变其环境，则可以促成其他的磷酸钙盐的生成，并最终影响骨水泥的水化产物的形貌。某些微量组分的存在，如 Mg^{2+}、Na^+、Cl^-、PO_4^{3-} 等，这些离子会进入晶格内部，对晶体结构产生影响，而虽然有机物只是吸附在晶体表面，但也会影响到 HA 晶体的成核及 HA 晶体的表面能，最终都会对 HA 的成核、生长及形貌产生影响。

三、磷酸钙骨水泥的性能及改性

（一）磷酸钙骨水泥的性能

1. 强度　骨水泥的强度通常是用固化体的抗压强度来表示。为了使骨水泥植入后能提供适当的强度，一般希望骨水泥的强度尽可能高。然而，磷酸钙骨水泥固化体是一种多孔材料，其中一般含有 30%~60% 的微孔，这些微孔的孔径在纳米至亚微米级，大量微孔的存在将伤害骨水泥的力学性能，这也是磷酸钙骨水泥材料的强度低于致密的烧结羟基磷灰石陶瓷的主要原因。多年来，研究人员一直在进行提高 CPC 强度的改性研究。除了从磷酸钙水泥粉料的组成、配方、粒度、固化条件等方面进行研究外，主要是通过在基体中加入第二相弥散增强剂及复合具有一定长径比的纤维（如玻璃纤维、碳纤维、氧化锆纤维、骨胶原纤维等）来提高骨水泥的强度。

2. 凝固时间（setting time）　是骨水泥的一个重要性能，既要给临床使用提供足够的操作时间，又要能够在较短的时间内固化。某些体系的磷酸钙骨水泥的固化速度受环境温度影响，在室温下固化速度较慢，在体温下固化速度较快，这给临床应用带来了方便。影响磷酸钙骨水泥固化过程的因素有固相粉末的组成和各组分的含量、粉末颗粒大小、HA 晶种、液相成分及固液比例等。为了适应临床应用的需要，骨水泥的凝结时间应控制在适当的范围内，通常在数分钟至 1 小时之内。凝固时间分初凝时间（initial setting time）和终凝时间（final setting time），通常用维卡仪或吉尔摩仪测定。

3. 流变性能　它会影响骨水泥的可注射性和操作性能。流变性能包括粘度、流型、屈服应力、触变性等，用流变仪测定。在流变性能的研究中，需要考虑的影响因素涉及主要反应物的颗粒尺寸、比表面积、相组成、液固比及表面改性物质。其中有机表面改性剂有水杨酸、柠檬酸、聚乙二醇等；无机表面改性剂有 Na_2HPO_4，Na_2SiO_3，H_3PO_4 及可溶磷酸盐等。外界因素如环境温度等对骨水泥的流变行为也产生影响。对于可注射性骨水泥来说，良好的流动性和稳定性是必需的，具有剪切稀化特性和一定的触变性将有利于注射操作。

4. 可注射性　是可注射骨水泥的重要特征。可注射性的表征目前尚无统一的方法。普通的磷酸钙骨水泥由于流动性和稳定性不理想，其可注射性往往不佳。通过优化粉末粒度和添加表面改性剂可显著改善骨水泥的可注射性，以满足临床应用的要求。

5. 可降解性　研究陶瓷生物材料降解的最终目标，是探索新型的骨修复材料，进而变革现行的骨修复方式，使这些材料在生理环境下能发生不同程度的降解，被组织吸收，其成分与骨矿物组成类似，生物学相容性好。目前各国学者对磷酸钙陶瓷为代表的无机物的生物降解机理作了广泛探讨，但至今尚未取得一致的认识。通过这些不同的观点可以看出，以降解机理的认识无非两种观点：一是陶瓷被分散为微粒或碎片，随后被细胞吞噬、转移；二是陶瓷溶解，析出离子，转移到组织液中，沉积成为新晶相。影响陶瓷降解的因素主要有陶瓷材料的形态、结晶度、晶格缺陷、比表面积等；另外，可注射骨水泥植入到人体内，其降解还与其所处的生理环境有关。

6. 生物相容性　作为一种医用植入材料，生物相容性是最基本、最重要的性能，它关系到生物材料临床应用的安全性。磷酸钙骨水泥由于所含的成分主要是各种磷酸钙盐，而且固化生成的产物是羟基磷灰石，所以，只要其他改性添加剂无毒，则磷酸钙骨水泥均具有很好的生物相容性。

（二）磷酸钙骨水泥的改性

磷酸钙骨水泥作为一种能自行固化并产生骨再生效果的骨骼修复材料，具有高度的生物相容性、可临时塑形性、良好的密闭性能、自固化性、独特的药物缓释功能、可降解性、成骨活性及固化过程的等温性等特点，这些特点在很大程度上符合临床修复骨缺损的要求而得到国际生物材料界和医学界的重视，成为当今生物材料的研究热点之一。CPC 是一种性能优异的人体硬组织修复材料，可以实现骨缺损的再生性修复，有广阔的应用前景，它的发展和实际应用将使骨修复材料跃上一个新的台阶。然而，目前仍存在固化时间过长、因粘结性能较差而易溃散、机械性能不足、降解缓慢等缺点，使其临床应用受到一定程度的限制。在长期的研究和临床应用中，人们发现大多数骨修复替代材料均有这样那样的缺点，不能很好地满足临床应用的要求。单一性材料的性能和功能是有限的，改性和复合化是提高材料性能和适用性的一个重要手段，这样不仅可以改善各种材料自身的性能，而且还可获得一些新的特性。例如将磷酸钙骨水泥材料与高分子材料复合在一起，可以提高材料的可注射性、抗溃散性、力学性能和成骨能力。目前研究的 CPC 外加剂主要包括：无机离子改性剂、有机物改性剂、促凝剂、抗水剂、增塑剂和生物活性物质等。目前，含有各种类型外加剂以及复合型的 CPC 已逐步受到生物医学材料研究者的重视。

1. 磷酸钙骨水泥的离子改性　骨骼中的无机成分主要是磷灰石，其分子通式是 $A_{10}(MO_4)_6X_2$，其中 A、M、X 可被多种离子占据，从而形成磷灰石家族的多样性。A 主要是 Ca，当 A、M、X 位分别由 Ca、P、OH 占据时即为 HA，X 位被氟取代时即为氟磷灰石（FA），A 部分被锶取代时即为锶磷灰石（Sr－HA），MO_4 部分被碳酸根取代时即成为 B 型碳酸羟基磷灰石，X 位部分被碳酸根取代时即成为 A 型碳酸羟基磷灰石。不同类型的磷灰石在物化性能或生物学性能方面是不一样的。因此，通过在合成过程中加入不同的无机离子即可合成出不同类型的磷灰石，或者合成含不同离子的磷酸钙原料并通过水化反应生成不同类型的磷灰石，从而实现对 CPC 进行改性。

（1）添加碳酸盐　碳酸根在骨无机物中的含量仅次于钙和磷，居于第三位，占骨灰份总量的 5%。许多研究认为骨磷灰石表面上可交换的碳酸根可能对保持血清 pH 的稳定是必要的。在酸中毒的情况下尤为如此。碳酸根的存在可能有助于使磷灰石结构缺乏化学完善性，以满足骨既要有一定的稳定性又可被正常吸收的生理需要因此在 CPC 中掺入一定量的碳酸盐，使其与自然骨的组成相近，无疑对改善其性能是有利的。体外细胞培养已经证实，碳酸盐基 CPC 比单纯 CPC 具有更好的生物相容性。此外，碳酸盐的加入还可提高 CPC 的机械性能并改善其临床操作性能。

（2）添加氟离子　氟是人体必需的微量元素，人体氟总量约占体重的 0.007%，可促进骨细胞的增殖分化，引起骨质形成，促进 HA 晶体的形成和生长，从而有利于硬组织的矿化，在骨和牙齿的生长发育中发挥着重要作用。氟可取代骨盐中的羟基，使磷灰石变成氟磷灰石，提高了骨盐稳定性。实验已经证实，FA 比 HA 溶解度更低，在酸性环境中能抵抗更高强度的酸，因而可起到防龋作用。目前通过在 FA 加工过程中对加氟时机的控制（如前半程加氟或后半程加氟）可合成出两种同分异构体的 FA，它们在溶解度和晶体形态方面均有差异，以适应体内环境的复杂性。

（3）添加锶离子　锶也是人和动物体内的一种必需微量元素，锶与钙同族，它在骨中的行为在很多方面类似于钙。锶约占骨重量的 0.01%，它可置换 HA 中的钙而成为 Sr-HA，具有防龋及增强骨骼强度防止骨质疏松的作用。研究表明，Sr-HA 比 HA 具有更高的溶解性和生物降解性，加速了骨的改建。

（4）添加锌离子　实验研究和临床资料均证明锌对骨骼发育有直接影响，胎儿及幼儿期缺锌可引起骨骼发育异常。锌可加速骨蛋白质的合成，提高碱性磷酸酶的活性，增加骨组织中的胶原量，刺激骨质形成，而且锌与创伤的愈合有密切关系。因此，对于骨组织的生长和骨缺损的修复，锌是一种重要的微量元素。锌从嵌入的植入材料中缓慢地释放，可以促进体内植入部位周围骨组织的形成和病患的恢复。

通过添加碳酸盐、氟、锶、锌等无机离子，调整 HA 的晶格结构，缓释微量元素，对 CPC 的物理性能及生物学活性进行改进，从而可以获得更理想的骨修复材料。

2. 磷酸钙骨水泥的增强　磷酸钙骨水泥由于受组成和结构的限制，其力学性能通常不高，虽然其力学性能高于松质骨，但低于皮质骨及致密烧结羟基磷灰石陶瓷。提高强度一直是 CPC 改性研究的主要方向之一。除了从磷酸钙骨水泥粉料的组成、配方、粒度以及固化条件等方面进行研究外，主要是通过在基体中复合具有较大长径比的纤维、晶须和碳纳米管以及颗粒弥散相来增加强度，常用的纤维有玻璃纤维、碳纤维、氧化锆纤维、骨胶原纤维等。原位增强是近来发展起来的一种新方法，它是指在一定条件下，通过内部成分之间的反应，控制反应产物的特定生长，原位形成增强相。有机物的加入既可改善 CPC 的粘结性能，提高其临床操作的柔顺性，改善材料强度，同时还可利用天然大分子的生物学特性提高 CPC 的生物学性能。

3. 磷酸钙骨水泥凝结时间的调控　外科手术中应用磷酸钙骨水泥对其凝结时间有一定的要求，通常初凝时间不低于 5 分钟，终凝时间不长于 30 分钟。但是以往 CPC 的凝结时间偏长，影响临床应用效果。目前所用的体外凝结时间大多是在 37℃ 和 90%~100% 相对湿度的环境下测定的。在体内，因血浆中的某些离子（如 Mg^{2+}）及大多数的有机物均有阻止或延迟骨水泥凝结的作用，使其体内凝结时间较体外长。这既不便于手术植入，又容易使调和物溶胀而溃散。为了克服这个缺点，研究人员对 CPC 的促凝进行了研究。

目前研究的有机促凝剂大多为有机酸类物质。它们的促凝机理表现为与磷酸钙中的碱性物质发生的酸碱中和反应，很快凝固形成凝胶。但有机酸的浓度要适当，如柠檬酸，它一方面发生酸碱反应，另一方面它与钙离子有螯合作用，可降低水泥液中钙离子的过饱和度，从理论上应表现为缓凝作用。所以，只有在一定浓度下才表现出较好的促凝作用，浓度过高或过低效果都不好。而且，当酸的浓度过高时还会形成不溶性盐而阻碍磷酸钙向 HA 的转化。因而促凝剂的选用应视具体 CPC 的类型而定，并且复合型促凝剂是主要的发展方向。

4. 磷酸钙骨水泥抗溃散性的改善　磷酸钙骨水泥在外科手术中应用时，在凝固过程中与血浆和体液接触后容易被侵蚀而溃散，影响治疗效果，甚至会产生严重的后果，因此需要对其进行改进。用于水下作业的建筑水泥在水中不分散是由于加入了外加剂，所加的外加剂主要是纤维素类、聚丙烯酸类、聚乙烯醇类的水溶性高分子化合物。它们渗入水泥浆中，形成保护腔体，对分散的水泥浆起稳定作用，同时增加了粘聚性。同样，在 CPC 中加入有机粘结剂也可改善其粘结性能和抗溃散性能。

5. 磷酸钙骨水泥可注射性的改善　磷酸钙骨水泥已被广泛应用于骨缺损的修复和替代。为了适应临床微创手术和准确植入的需要，通过注射植入是骨修复材料的新的应用方式。磷酸钙骨水泥的可注射性取决于具体的骨水泥体系（配方）、粉末颗粒的粒度和粒度分布、液相组成和液固比、添加剂等因素。与此同时，骨水泥的其它性能，如凝固时间、抗水性、机械强度等，也要能满足外科手术的要求。一般来说，粘度低、流动性和稳定性好的骨水泥调和浆体有好的可注射性。在建筑水泥中主要是通过加入适量的缓凝剂和减水剂来改善水泥浆的流动性和塑性。前者是通过降低水泥前期的水化反应速度和在水泥表面形成吸附层来降低水泥浆体的粘度，后者是高效表面活性剂，能降低固液表面张力，阻碍水泥粒子的凝聚，通常不影响水泥的水化。当加入量过多时会影响水泥的强度，甚至不能固化。

目前研究人员主要采用多元醇及其衍生物、多羟基的蛋白质和多糖类缓凝剂来提高 CPC 浆体的可注射性。这些物质可吸附在磷酸钙粉末表面和新相的晶胚上，并使其稳定，这种稳定作用阻碍了羟基磷灰石的形成，因此能控制骨水泥的水化和硬化过程。

6. 磷酸钙骨水泥可降解性的提高　CPC 植入体内会发生被动和主动两种方式的吸收。材料在体液条件下有一定的溶解度和离散率，被动吸收程度依赖于水泥固化体的组成、受材料多孔性、离子置换、结晶特征以及水泥组织界面的 pH 等的影响；主动吸收则与破骨细胞的细胞活性有关。研究显示，吸收率与病人的性别、年龄、新陈代谢、生活习惯、植入部位、材料成分及几何学特征等许多因素有关。外科医生或者材料工程师很难控制病人因素，唯有通过改变材料的几何学特征和组成来促进其降解。不同体系的骨水泥由于组成和显微结构不同，降解吸收速度有很大的差异。研究显示，孔径的大小及连通程度影响 CPC 的降解速度。常规制作的 CPC 微孔率为 40% ~ 60%，且主要为纳米级和亚微米级的微孔，缺少适合骨内生的大孔，吸收过程是由表及里逐层进行的，因此吸收很慢。对于特定体系的骨水泥来说，增加孔隙尤其是增加大孔隙，是促进磷酸钙骨水泥降解吸收的关键环节。

7. 磷酸钙骨水泥的生物学性能改性　骨骼中除了无机成分外，还含有有机成分，其中 23% 是胶原，此外还含有一些其它生物活性物质。这些有机物复合到磷酸钙骨水泥中能提高其生物学性能。目前主要是通过添加胶原和生长因子等来改善 CPC 的生物学性能。生长因子对组织生长有刺激和诱导作用，目前已成为生物医学材料研究中的热点之一，尤其在组织工程材料方面，组织生长因子与支架材料的复合则是人们的研究重点。

（1）与胶原复合　胶原是骨骼中的主要有机成分，它具有特定的引导骨组织修复再生的生物学特性，可促进成骨细胞的粘附、增殖和分化，提高成骨细胞内碱性磷酸酶（ALP）的活性和细胞外基质的蛋白表达，加速骨组织的再生和传导；同时对破骨细胞的吸收功能也有一定的引导作用，因而可以调节骨的改建力。

（2）与生长因子复合　以往的研究表明，骨形态发生蛋白与羟基磷灰石或 β-TCP 的多孔陶瓷进行复合对诱导骨的生长和再生有非常明显的作用。近年来，人们开始研究生长因子对 CPC 修复骨缺损效果的影响。研究结果表明，CP 复合生长因子对增加骨与种植体的结合以及外表面的骨量效果非常明显。骨形成蛋白（BMP）是一种低分子的酸性多肽，属于一种特殊类型的骨生长因子，可诱导未分化的间叶细胞和骨母细胞使之分化成为成骨细胞及成软骨细胞，从而诱导骨和软骨的形成，进而影响到骨骼的代谢。其诱骨机制可能是：①BMP 复合后被吸附在材料表面，短时间内不易被吸收，而是被缓慢释放得以发挥作用；②BMP 在材料的表面及孔隙内成一定的空间分布，这种分布有利于诱导未分化细胞的驱动附着和分化。

总之，CPC以其良好的生物相容性和骨传导性在骨缺损修复领域占据着重要地位，随着对CPC改性研究的不断深入，CPC的性能也将得到不断的完善。完全有理由相信，CPC作为一种较理想的人工骨替代材料必将有着广阔的发展前景。

四、磷酸钙骨水泥的应用

（一）目前临床应用的磷酸钙骨水泥产品

近年来，对于磷酸钙骨水泥研究的重点正在逐渐从基础研究阶段转向临床应用阶段，应用范围涉及骨科、神经外科、颌面外科、耳鼻喉科、口腔科等及作为药物缓释载体。

（二）在骨科临床上的应用

磷酸钙骨水泥在骨科中的应用主要是骨缺损的填充修复和内固定螺钉的加强。

（三）在脑外科临床上的应用

由于用于颅骨修复不受应力作用，而磷酸钙骨水泥又易于塑形，因此将CPC应用于颅骨缺损的修复具有优势。

（四）在口腔及颌面外科临床上的应用

有学者对可注射CPC在牙髓病治疗中的应用进行了探索。用器械将糊剂送入根管内到达根尖处，由于CPC与根管壁密合性好，材料可扩散到管壁牙本质小管内，CPC在根管内发生了固化，增强了牙根的机械强度，减小根折的机会。实验研究发现CPC具有良好的组织相容性，具有促进根尖周组织修复封闭根尖孔的潜能。一般传统的根管治疗失败的原因之一是超充，充填材料超出根尖孔对组织是一种不良刺激。而CPC则改变了根管治疗的传统观念，即使充填物超出根尖孔外也可起到诱导根尖组织再生的作用。CPC在颌面外科领域也有较好的应用前景。

（五）在载药系统上的应用

由于磷酸钙骨水泥含有大量的微孔，比表面积大，可降解，而且可注射，可在室温下自固化，因此是一种有良好应用前景的药物载体材料。

第二节　硫酸钙基骨修复材料

📖 学习要点

讲解了硫酸钙骨水泥的性能特点，并总结了硫酸钙骨水泥与磷酸钙、碳酸钙、硅酸钙、活性玻璃等复合制备复合无机骨修复材料的性能和应用。

一、硫酸钙基骨修复材料概述

在人们的实际生活中，疾病、创伤、交通事故等原因常常会导致骨损伤及骨缺损，因此，在临床上能够对骨损伤及骨缺损进行修复或填充的骨修复材料备受关注。

硫酸钙（calcium sulfate，俗称石膏）是人类最早使用的几种骨修复材料之一，其在临床上的应用已有很多年的历史。早在十九世纪末就成功地应用于骨缺损的填充。植入体内之后硫酸钙的吸收很快，随后的骨再生也很快，并且硫酸钙的存在并不会阻碍骨组织的生长或愈合。可注射的硫酸钙骨修复材料，大大加速了硫酸钙的临床应用。作为一种优良的骨修复材料，硫酸钙具有诸多优点，例如良好的生物相容性及可塑性、价格相对低廉、原材料来源广泛而且容易获得、在植入体内后能够被完全降解吸收，此外还具有原位自固化性。但是硫酸钙在体内的降解速率过快，与新骨形成速率不匹配，其力学强度也不够高，并且硫酸钙的降解产物呈酸性，这不利于组织细胞的存活与增殖。此外硫酸钙的生物活性低，也不具有骨诱导特性，这些缺点使得硫酸钙在临床应用上受到了很多限制。为充分利用硫酸钙的优点，同时尽可能地弥补其固有的缺陷，人们经常将硫酸钙与别的材料复合制备复合骨修复材料。

二、硫酸钙基无机复合骨修复材料

硫酸钙是一种无机化合物，按照所含结晶水量的不同，可以将硫酸钙分为三种：二水硫酸钙（分子式为 $CaSO_4 \cdot 2H_2O$），半水硫酸钙（分子式为 $CaSO_4 \cdot 0.5H_2O$）以及无水硫酸钙（分子式为 $CaSO_4$）。目前，α 型半水硫酸钙由于具有诸多优点而在临床上应用较多。根据文献报道，在生物材料研究领域内，能够与硫酸钙相复合的无机材料有：磷酸钙类材料、碳酸钙（calcium carbonate，分子式为 $CaCO_3$）、生物玻璃（bioactive glasses，BG）、硅酸钙类材料等，这些材料能够在某一方面或者某些方面提高硫酸钙的性能，从而使其更有利于临床应用。

（一）硫酸钙与磷酸钙类材料复合

磷酸钙类材料，例如 β - 磷酸三钙（β - tricalcium phosphate，β - TCP）、羟基磷灰石（hydroxyapatite，HA）等，其化学成分与骨或牙齿的主要无机成分相似，具有良好的生物相容性、骨传导性及生物活性，因此被认为是一种极具发展前景的骨替代材料。与硫酸钙相比，磷酸钙类材料在体内的降解较为缓慢，将硫酸钙与磷酸钙类材料复合，有望解决硫酸钙在体内降解过快的问题。将硫酸钙与磷酸钙类材料复合能够充分发挥两种材料各自的优势，并有效地弥补单一材料的缺陷，是骨修复材料研究领域内的一个重要发展方向。目前，由硫酸钙与磷酸钙类材料所组成的复合骨修复材料已有商品化的产品面世，例如美国 Wright 医疗技术公司研制的 Pro - Dense ⑧骨水泥其固体粉末部分即由硫酸钙与磷酸钙类材料所组成，其中半水硫酸钙所占比例为 75%，透钙磷石（brushite）及颗粒状的 β - 磷酸三钙一共占 25% 的比例。而瑞典 Bonesupport AB 公司生产的 Cerament TM Spine Support 复合骨修复材料则由 60% 的 α - 半水硫酸钙及 40% 的羟基磷灰石组成。研究结果表明，Pro - Dense ⑧骨水泥固化后的抗压强度达到了 40MPa，远大于人松质骨抗压强度的下限（2MPa），而接近于其上限（45MPa），在植入体内之后，Pro - Dense ⑧骨水泥被缓慢地吸收，并以爬行替代（creeping substitution）的方式被骨组织所取代。Pro - Dense ⑧骨水泥中的硫酸钙组分能够被组织快速地吸收，从而形成孔隙结构，刺激骨长入，而骨水泥中的磷酸钙组分则能够为骨生成提供一种坚固的支架。

（二）硫酸钙与碳酸钙复合

碳酸钙是一种具有广泛用途的无机生物材料，它具有良好的生物相容性及生物可降解性，价格低廉且对人体无毒无害，在医药上也被用作钙补充剂。碳酸钙本身是一种很有前景的骨修复材料，在一些商品化的骨修复材料中，碳酸钙也是一种常用的无机添加成分。与纯的硫酸钙相比，含有碳酸钙的硫酸钙基复合材料更有优势：碳酸钙能够延缓复合材料的降解或吸收，而且碳酸钙的降解产物呈弱碱性，这能够有效地缓解硫酸钙降解后过于酸性的局部微环境。为了兼顾复合材料的降解性能及力学性能，碳酸钙的加入量不可过高。德国贺利氏医疗有限责任公司（Heraeus Medical GmbH）研发生产的 Herafill ⑧ beads G 骨移植替代材料于 2010 年投入市场，它是一种珠状的硫酸钙基骨填充材料，在材料的组成成分中，除了硫酸钙之外还包括碳酸钙、甘油三棕榈酸酯（Glycerin Tripalmitate）以及硫酸庆大霉素（Gentamicin Sulfate），其中，甘油三棕榈酸酯为黏合剂，硫酸庆大霉素为抗菌剂，它的含量为1%。产品中碳酸钙的作用在于延缓材料的吸收，对材料降解过程中局部微环境的pH进行中和，并且减少伤口分泌物的产生。中国专利ZL 200510131093.2公开了一种内含缓释抗生素/抗菌素的骨替代材料，该骨替代材料是由二水硫酸钙小颗粒、碳酸钙小颗粒以及抗生素/抗菌素小颗粒组成的压缩混合物，同时，小颗粒外部具有由甘油三棕榈酸酯和（或）甘油三硬酸酯和（或）甘油三月桂酸酯和（或）一到十六烷基醇构成的包裹层，小颗粒与包裹层互相结合，按照该专利制备的材料，其抗生素有效物质可以在几天到两个星期内缓慢释放。

（三）硫酸钙与生物玻璃复合

生物玻璃是一类有着广泛用途的生物材料。生物玻璃由于具有良好的生物活性、生物相容性、骨传导性及可降解性而被广泛应用于临床骨缺损的填充、创伤敷料、化妆品及药妆品等领域。生物玻璃具有一种独特的特性，也即能够刺激成骨细胞的增殖与分化，这种特性被称为骨刺激性（osteostimulation）。由于化学组成的不同，生物玻璃有很多不同的种类，其中，45S5生物活性玻璃是被研究较多的一种类型，它是一种$SiO_2 - Na_2O - CaO - P_2O_5$四元系统的生物玻璃。生物玻璃与硫酸钙在一些方面具有很大的互补性，由两者所组成的复合骨修复材料给予了人们很大的想象空间。在将两者复合时要充分考虑到生物玻璃与硫酸钙的比例、两者的粒径大小、硫酸钙的长径比以及复合材料的制备工艺等因素对复合材料性能的影响。同时，很多种类的生物玻璃都含有硅元素，虽然硅对骨形成有重要作用，但是其在体内的代谢机制尚未得到明确的阐释，这也是设计硫酸钙/生物玻璃复合骨修复材料时要考虑的一个问题。

（四）硫酸钙与硅酸钙类材料复合

硅酸钙类材料性能优异，有望成为一种新的骨修复材料。将硫酸钙与硅酸钙类材料复合而制备复合骨修复材料，文献中亦有报道。复合材料中硅酸三钙的作用在于延缓材料的降解，改善纯的硫酸钙材料降解过快的缺陷，还可以通过改变硅酸三钙的加入量来调节材料的降解速率。同时，作为一种生物活性诱导物质，赋予材料生物活性，弥补纯的硫酸钙材料缺乏生物活性的缺陷，其次，适当延长材料的凝固时间并提高材料的可注射性。硫酸钙与硅酸钙类材料所组成的复合骨修复材料具有很大的发展前景，但是硅酸钙类材料所含硅元素在体内的代谢机制尚需深入的研究。

三、总结与展望

硫酸钙是临床上常用的一种骨修复材料，它具有良好的生物相容性及骨传导性，在体内能够被完全降解吸收，然而其在体内过快的降解速率限制了其在临床上的广泛应用。将硫酸钙与别的种类的无机材料相复合而制备无机复合骨修复材料，有望弥补纯的硫酸钙降解速率过快、力学强度不够高、缺乏生物活性等缺陷，因此具有很大的研究意义。目前关于硫酸钙基无机复合骨修复材料的研究已取得了大量的研究结果，在某些方面也已经有了突破性的进展，然而，由于无机材料本身的一些缺陷，基于硫酸钙的无机复合骨修复材料有其固有的局限性。首先，由于很多无机材料脆性大而韧性不足，硫酸钙基无机复合骨修复材料往往只适用于非承重或受力较小部位的骨填充或修复；其次，硫酸钙基无机复合骨修复材料并不具有骨诱导特性。尽管硫酸钙基无机复合骨修复材料具有一定的局限性，但考虑到迄今为止尚未出现一种完全理想的人工骨修复材料，基于硫酸钙的无机复合材料仍然是骨修复材料研究领域内的一个重要研究方向。

第三节　磷酸镁骨水泥

学习要点

讲解了磷酸镁骨水泥的性能特点，并总结了磷酸镁骨水泥与硅酸钙、磷酸钙、硫酸钙等复合制备复合无机骨修复材料的性能和应用。

在磷酸镁骨水泥被引入之前，有许多材料应用于骨修复领域，比如聚甲基丙烯酸甲酯（PMMA）、磷酸钙骨水泥（CPC）等，但都存在明显的缺点。例如 PMMA 生物相容性差，无法与骨组织形成骨性愈合从而提供足够的强度；CPC 初始强度低，缺乏黏结性能和降解时间长等。因此，需要研制一种新的材料来弥补以上缺点。近几年通过评估 MPC 的生物相容性及理化性能后，开始研究 MPC 在骨修复材料方面的应用。并且以前的研究中报道了 Mg^{2+} 主要存在于骨中，可以调控整合素黏附的活性从而影响成骨细胞的黏附、表型、增殖和分化。并且 MPC 形成的微孔表面可以增强纤维状肌动蛋白（FA）的形成和细胞内肌动蛋白的聚合，随后通过肌球蛋白途径刺激细胞成骨分化。截止到目前，已有大量关于 MPC 的固化过程、生物学行为和使用途径等方面的研究。美国 Bone Solutions Incorporated（BSI）研制的磷酸镁骨水泥获得美国 FDA（Food and Drug Administration，FDA）认证，成为骨缺损填充材料并开始在美国使用。

一、磷酸镁骨水泥概述

磷酸镁骨水泥（MPC）是一种新型的无机材料。其主要原料为煅烧后的氧化镁（MgO）、磷酸盐、缓凝剂等。视实际需要可加入复合性改剂提高 MPC 的性能。其中 MgO 是 MPC 最重要的成分，MgO 的活性对 MPC 的固化反应速度起到至关重要的作用。据研究表明，MgO 的活性和其煅烧温度和颗粒大小密切相关，其活性随着煅烧温度的增加而降低，随着颗粒的减小而增加。磷酸盐作为 MPC 中的主要成分，要提供水化反应所需的酸性环境以及磷酸根等离子。目前使用的磷酸二氢盐主要有磷酸二氢胺（$NH_4H_2PO_4$）、磷酸二氢钠（NaH_2PO_4）、磷酸二氢钙［$Ca（H_2PO_4）_2$］和磷酸二氢钾（KH_2PO_4）。最早使用的磷酸盐是磷酸二氢胺，主要生成磷酸铵六水合物（$MgNH_4PO_4·6H_2O$），俗称鸟粪石。在制备 MPC 的过程中，反应会释放大量热量，导致制备凝固时间合适的 MPC 较困难。而使用缓凝剂可延缓水化放热速率、减缓反应进程和缓凝。MPC 的水化机制主要分为 3 个阶段：①当液相与固相混合后，磷酸二氢盐遇水溶解形成 $H_2PO_4^-$，使水泥浆体呈弱酸性，从而促使 MgO 溶解形成 Mg^{2+}。②随后 Mg^{2+} 与水分子通过络合反应形成正电荷"水溶胶"；随着水化反应的进行，水合镁离子与 $H_2PO_4^-$、盐离子迅速发生酸碱反应，该反应为放热反应；随着反应继续进行，更多的水化产物形成凝胶体，同时水化产物的晶核不断生成、长大以及相互之间接触使得凝胶体更加致密，最终在 MPC 浆体内形成一个以未水化 MgO 颗粒为骨架、水化产物为黏结料的结晶网状结构，获得具有高力学性能的硬化体。③为了满足各种实际需要，会添加复合性改剂，例如添加醋酸乙烯 - 乙烯共聚乳液（EVA 乳液）能显著增大 MPC 黏结强度；添加 HEA 高效防水剂可在 MPC 硬化后在浆体中形或一层保护膜，从而减少可溶性磷酸盐溶出。

二、磷酸镁骨水泥复合物

（一）硅酸钙/磷酸镁复合物（C3S/MPC）

C3S 是三氧化二铁聚集体（MTA）的主要活性成分之一。它可以在体外诱导骨样磷灰石矿化，其 Si/Ca 比率可以调节细胞的附着和增殖，其离子提取液可以刺激骨相关细胞的增殖和成骨分化。并且从硅酸盐材料中释放的 Si 离子在刺激骨形成相关细胞的增殖、分化和成骨基因的表达中起重要作用。所以，可将 C3S 的生物活性和磷源为磷酸二氢钠（MPC）的高强度和快速固化性能相结合，制成 C3S/MPC 复合物。通过 C3S 和 MPC 的质量比来调节其抗压强度和凝固时间，在此之中调节出来的 C25M75 的抗压强度最高为 86MPa，接近人体皮质骨的下限（90～209MPa），远高于 C3S 和 MPC。并且 C3S/MPC 的孔隙率高于 MPC，使得骨组织能够更容易的长入。此外，C3S/MPC 体外显示良好的细胞生物相容性。同时 C3S/MPC 在 SBF 溶液中有良好的磷灰石矿能力，形成了羟基磷灰石。机制是 Ca^{2+} 首先从 C3S 释放形成富含 Si 离子层，然后诱导形成 Ca－P 聚集在进一步形成磷灰石晶体。这样可以使得骨骼和材料可以形成化学键，形成更好的骨整合。

（二）硫酸钙/磷酸镁骨水泥（CS/MPC）

硫酸钙（CS）有着良好的生物相容性，骨传导性和可以完全再吸收而被应用于骨水泥。尽管有以上这些优点，但 CS 仍存在缺点：一方面是 CS 的机械强度低，不能为骨缺损部位提供足够的长期机械支撑。另一方面是 CS 显示几乎没有生物活性，导致 CS 移植物和组织之间的黏合不良。最重要的是置入后 CS 吸收太快难以匹配骨再生。而 MPC 是一种快速修复材料，具有快速凝固和可降解的特点，同时 MPC 具有良好的生物活性。因此，可以将 MPC（磷源为磷酸二氢胺）与 CS 混合从而开发新的硫酸钙/磷酸镁水泥（CSMPCs）。

（三）磷酸镁/磷酸钙复合物（CMPC）

CPC 和 MPC 都是用于骨科的无机材料，但 CPC 由于其初始机械性能差，体内生物降解速率低和凝固时间相对较长而具有一定的局限性，但 MPC 的凝固时间短且与周围组织的生物相容性良好。CMPC 和 CSMPC 的磷酸盐都是磷酸二氢胺，这种磷酸盐虽然应用广泛，但缺点明显：一是会产生氨气污染环境，二是在凝固过程中 MPC 会释放氨气产生碱性环境从而导致细胞毒性。所以应采用磷酸二氢盐类替代磷酸二氢胺来弥补缺点。例如采用磷酸二氢钙和磷酸二氢钾，其中磷酸二氢钾不仅弥补了此缺点，而且与磷酸二氢胺相比还具有较小的解离常数和较低的溶解度，使得反应速率更加容易控制。

（四）明胶微球/磷酸镁骨水泥

骨科疾病中最常见的临床表现就是骨缺损，骨缺损往往是由创伤、骨肿瘤等疾病导致的。创伤所导致的骨缺损可以单独采用 MPC 填充。但骨肿瘤临床上的治疗主要采取手术治疗，会广泛切除肿瘤周围的骨组织，单纯采用 MPC 无法根除病因。所以，将药物载入骨水泥中治疗骨缺损和骨疾病成为了可能。

三、总结与展望

MPC 是一种通过水化反应生成的无机材料，具有高强度、快速固化性能和可吸收的特点，同时又有着良好的生物相容性而开始应用于骨修复领域。研究者对 MPC 展开了大量的研究，证实了 MPC 没有毒性，不会引起 DNA 损伤和基因突变。并且在动物实验中也成功证实了 MPC 对骨折愈合有很好的效果，例如可促进成骨细胞的增殖和分化，与骨组织形成骨性愈合。此外，往 MPC 中加入不同的材料所得到的复合物其性能会产生变化，例如通过调节 MPC 的含量来调整抗压强度和凝固时间从而使其更好的应用于临床，具备比 MPC 更好的生物相容性和根治病因的能力，如骨缺损的病因；获得特殊的性能，例如抗菌性能。因此，MPC 是一种具有潜力的无机材料。但不同研究者所用的 MPC 体系不同，并且各个体系之间的优缺点未做充分说明。因此，应进一步开展 MPC 各体系的研究，深入了解各体系的优缺点和它们之间的联系。同时研究 MPC 材料的微观结构、反应机制和力学生物性能，充分认识 MPC 的优点与缺点，从而指导 MPC 的合成与其他材料之间的复合，不断研制出性能更为优异的 MPC 及其复合物。最后 MPC 的临床实验相对匮乏，也应加大研究。这样可以增加 MPC 在医学领域，特别是骨修复领域的应用。

第四节　骨水泥的研究热点及发展趋势

📖 **学习要点** --

概括了骨水泥的发展趋势，包括增强抗感染性能、提高机械性能、提高生物活性、减少反应放热、降低细胞毒性、提高可注射性、提高不透射线性、改变凝固时间、提高可降解和可吸收性、改善药物释放性能等。

骨水泥在骨科中有着广泛的使用，如椎体成形术中椎体填充、关节假体固定、重建转移性骨缺损等。目前，常用的骨水泥主要有聚甲基丙烯酸甲酯（PMMA）骨水泥和磷酸钙骨水泥（CPC）两大类。聚甲基丙烯酸甲酯骨水泥是由甲基丙烯酸甲酯单体在室温下聚合产生，然而其存在缺乏抗菌活性、机械性能缺陷、大量放热、残余单体毒性等问题。磷酸钙骨水泥是主要由磷酸钙盐形成一类材料，但在机械性能和骨诱导性等方面存在缺陷。

一、增强抗感染性能

一些学者通过将抗生素或其他抗菌物质与骨水泥结合，形成了具有良好抗感染性能的骨水泥。骨科手术术后感染是一个十分重要的问题，能够有效预防感染的发生及有效治疗术后感染就成为了一个关注的研究问题，因此一些具有抗感染性能的新型骨水泥被研制出来，而运用这种骨水泥进行相关治疗，将使临床中骨科相关的感染得到有效降低。有研究将纳米银颗粒添加到聚甲基丙烯酸甲酯骨水泥中，发现纳米银颗粒的存在显著影响生物膜的形成，说明其在预防细菌表面定植方面有着重要潜力，同样可起到抗感染的作用。

二、提高机械性能

研究发现一些金属化合物、天然聚合物及碳、硅元素的相关物质可与骨水泥结合，提高其机械性能。骨水泥作为骨科常用的一种骨填充材料及人体骨的替代，往往要求其具有较强的抗压能力、弯曲能力等性能。在目前的一些研究中，已经研制出许多在机械性能方面对比原来的骨水泥有着良好改善的新型骨水泥。有研究通过将金属化合物与骨水泥结合，研制出可提高机械强度的新型骨水泥。有研究测试了磷酸钙骨水泥在添加明胶后的机械性能，结果这种新型磷酸钙骨水泥抗压强度增加了 1.65 倍。还有研究发现碳、硅元素的相关物质也可在增强骨水泥机械性能方面起重要作用。有研究将不同浓度的胶体

SiO_2 添加到磷酸钙骨水泥中，发现所形成的新型磷酸钙骨水泥的抗压强度对比未添加 SiO_2 的骨水泥有显著提高。

三、提高生物活性

研究表明一些聚合物和金属化合物可与骨水泥结合或使骨水泥功能化而提高其生物活性。目前许多新型骨水泥具有提高细胞相容性、促进细胞生长、提高成骨基因表达、提高相关酶活性等功能，这将在骨科改善骨的修复、提高疗效方面有着良好的应用前景。有人研究出一种新型磷酸钙骨水泥，主要由聚乳酸复合人造骨材料与纳米羟基磷灰石组成，将细胞接种在这种复合材料上培养，几天后发现细胞数量明显增多，细胞生长加快。有研究发现用氧化铁纳米颗粒功能化的磷酸钙骨水泥可提高碱性磷酸酶活性、成骨标志基因表达、骨基质形成。

四、减少反应放热

在减少骨水泥反应放热上，研究发现碳相关物质、一些聚合物与骨水泥结合可减少骨水泥反应时的放热。由于聚甲基丙烯酸甲酯骨水泥聚合反应是放热反应，并且会放出大量热，这常导致周围蛋白的变性和骨组织的热损伤，因此改善骨水泥的放热成为了一个研究方向。

五、降低细胞毒性

研究发现可通过加入具有降低细胞毒性的相关物质，如壳聚糖、海藻酸钠等，来达到降低骨水泥的细胞毒性的目的。骨水泥的细胞毒性往往会导致在治疗过程中使细胞活力受到影响，细胞正常生长出现问题而导致人体正常组织的修复、愈合等功能受到阻碍，从而影响治疗效果。为了减少这一影响，一些可降低细胞毒性的新型骨水泥被研制而出。有人研究了包含纳米羟基磷灰石、海藻酸钠、壳聚糖的新型磷酸钙骨水泥的细胞毒性，通过与单纯骨水泥组相比，发现新型磷酸钙骨水泥的细胞毒性降低，细胞活性改善，细胞也随之增多。

六、提高可注射性

在骨水泥可注射性方面，研究发现可通过引入可吸收纤维、氧化铁以及减小骨水泥颗粒来提高骨水泥的可注射性。随着骨科微创手术的需求日渐增加，人们对于骨水泥可注射性的关注也随之增加，其中椎体成形术是骨科手术中的常见手术，其往往要求骨水泥具有良好注射性能，这种具有可注射性的骨水泥往往能够通过注射达到治疗部位，从而具有较少创伤、可操作性强等优点。为了改善骨水泥的可注射性能，目前进行了许多相关研究。有人通过可吸收纤维、壳聚糖和甘露醇致孔剂开发了一种可形成大孔的磷酸钙骨水泥，发现这种水泥比未加入可吸收纤维的的磷酸钙骨水泥糊剂有更好的注射性。也有人研究了新型铁改性磷酸钙骨水泥的相关性能，在可注射性方面，他们发现用氧化铁纳米法对骨水泥的粉相进行改性，在不影响骨水泥的抗压强度的情况下，通过降低水泥输送所需的挤压力显着增强了骨水泥可注射性。

七、提高不透射线性

一些研究发现可通过一些金属化合物、有机物或含溴共聚单体提高骨水泥的不透射线性。骨水泥植入体内后，为了能在放射条件下清楚显示骨周围情况，以便临床分析骨的生长状况，因而骨水泥的不透射线特性对于临床需求来说十分重要。有人将雷奈酸锶与磷酸钙骨水泥结合形成了一种新型磷酸钙骨水泥，发现这种骨水泥的不透射线性显著高于普通磷酸钙骨水泥，而随着雷奈酸锶浓度的增加这种磷酸钙骨水泥的不透射线性也增强。

八、改变凝固时间

一些纳米材料或聚合物的加入以及骨水泥的混合方法均可影响骨水泥的凝固时间。骨水泥的凝固时间在一定程度上决定了相关的手术时间，凝固时间太早会在达到施术部位前而失效，太晚则会影响术后的效果，因而寻找合适凝固时间的骨水泥成为一个重要研究问题。有人研究了明胶作为添加剂形成的新型磷酸钙骨水泥的凝固时间，发现与未添加明胶的骨水泥对比，添加的明胶含量的多少能影响骨水泥的凝固时间，添加的明胶含量越多，其凝固时间也就越短。在目前骨水泥的研究基础上结合临床实际需求，才能研制出符合临床需要的具有合适凝固时间的骨水泥。

九、提高降解性及可吸收性

在提高骨水泥的降解性和可吸收性上，可将一些具有降解性和可吸收性的物质与骨水泥结合形成具有良好降解性和可吸收性的新型骨水泥。骨水泥作为骨代替物在临床中应用广泛，而其是否具有良好的可吸收性、降解性往往会影响骨组织的生长进而影响疗效，基于这些事实，一些为改善这方面的缺陷的新型骨水泥被开发出来。有人将石膏和重氮功能化的聚乳酸纤维加入到透钙磷石骨水泥中形成了新型磷酸钙骨水泥，发现其可吸收性得到显著改善。也有人开发了基于磷酸肌醇表面改性的生物可吸收磷酸钙骨水泥，发现磷酸肌醇颗粒在水液中溶解导致孔隙的形成，从而使表面积增大，成骨细胞和破骨细胞侵入孔隙，加速了细胞对于这种复合骨水泥的吸收。

十、改善药物释放性能

有研究通过将一些天然聚合物及一些纳米材料与骨水泥结合形成可提高药物释放性能的新型骨水泥。由于一些载药骨水泥具有持续体内给药的优点，能够在许多疾病治疗上发挥优势，因此临床治疗中对于具有良好的药物释放性能的骨水泥的需求也逐渐增加，这也导致许多具有良好药物释放性能的新型骨水泥被开发。另外，还有许多的新型骨水泥具有其他功能，例如促进细胞凋亡、抗肿瘤、促进血管生成等。

十一、总结与展望

总的来说，这些新型骨水泥能够在某些方面显著改善传统骨水泥的局限性，并成为其应用的优势，在骨修复、促进骨的愈合、骨的固定、术后感染、减少组织损伤、治疗肿瘤等方面有巨大潜力。然而这些研究目前大多还停留在实验室阶段，缺乏临床试验验证。最终这些新型骨水泥能否被广泛应用于临床中尚不可知，因而本文对目前新型骨水泥功能研究及其相关应用的讨论，对于今后骨水泥的研究和发展有一定参考意义。

知识链接

骨水泥微创术

　　骨水泥固定假体的特点是可以让假体立即稳固的固定于自体骨上，可通过向骨小梁中的渗透，尤其是渗透到松质骨，从而更好的承受形体改变，将假体和骨组织之间的应力分布均匀，避免应力集中，扩大假体应力传导的范围。骨折后打骨胶一般指骨水泥微创术，具有良好生物相容性、生物力学特性、骨传导性、可吸收性、凝固温度适宜等好处。当然骨水泥也有其弊端，比如有些人对骨水泥有过敏反应，在填充时可出现一过性的血压下降，甚至可危及生命，长时间的使用骨水泥吸收导致假体松动。

答案解析

目标检测

一、不定项选择题（每题至少有一个正确答案）

1. 下列不属于陶瓷基骨水泥的是（　　）
   A. 聚甲基丙烯酸甲酯（PMMA）骨水泥
   B. 磷酸钙骨水泥（CPC）
   C. 硫酸钙骨水泥（CSC）
   D. 磷酸镁骨水泥（MPC）
2. 现阶段聚甲基丙烯酸甲酯（PMMA）骨水泥的不足之处包括（　　）
   A. 缺乏抗菌活性
   B. 机械性能有缺陷
   C. 大量放热
   D. 残余单体毒性
3. 影响磷酸钙骨水泥（CPC）固化时间的因素有（　　）
   A. 骨水泥系统的组成
   B. 液/固比例
   C. 磷酸在溶液中的容积比
   D. 固相颗粒的大小和形态
4. 下列关于磷酸钙骨水泥离子改性的说法正确的有（　　）
   A. 添加碳酸盐提高生物相容性
   B. 添加氟离子有利于硬组织的矿化
   C. 添加锶离子具有增强骨骼强度防止骨质疏松的作用
   D. 添加锌离子可加速骨蛋白质的合成，提高碱性磷酸酶的活性，增加骨组织中的胶原量，刺激骨质形成

二、思考题

简述现阶段骨水泥的研究热点及发展趋势。

书网融合……

本章小结

第七章　无机非金属材料 3D 打印技术

学习目标

1. 掌握不同类型 3D 打印技术的原理。
2. 熟悉 3D 打印医用无机非金属材料的改性原理。
3. 了解 3D 打印医用无机非金属材料的应用现状。
4. 学会 3D 打印机的使用和操作，学会 3D 打印陶瓷料浆的制备方法。
5. 培养"厚药德、明药规、强药技、懂智造、接国际"的高素质医药类技术技能人才。

岗位情景模拟

情景描述　李某自从了解到了 3D 打印技术之后就迷上了它，于是其购置了一台光固化树脂激光打印机，自此以后他可以随心所欲打印自己设计的玩偶，非常开心。他在想，既然这么方便，那为什么不能打印一座房子呢？

讨论　3D 打印的技术原理有哪些？3D 打印技术目前的发展瓶颈是什么？相比于传统制造技术，3D 打印有什么优点？

第一节　3D 打印技术概述

学习要点

讲解了 3D 打印技术不同方法的原理及优缺点，并总结了 3D 打印材料的发展现状。3D 打印能够促进精准医疗的发展，3D 打印在医学应用上分为形态学打印、不可降解植入物打印、可降解植入物打印、器官打印四个层次。最后展望了 3D 打印技术的发展机遇与挑战。

一、3D 打印的优势

第一次工业革命发生在 18 世纪的英国，蒸汽机的发明实现了以机器代替手工劳动，其典型特征是"机械化"；第二次工业革命发生在 19 世纪 70 年代，以德国西门子发电机、美国福特汽车大规模生产流水线为代表，其典型特征是"自动化"；第三次工业革命是以电脑、网络、信息、智能数字化制造及新型材料应用为标志的，其典型特征是"智能数字化"。英国《经济学人》指出，3D 打印技术融合了数字化、人工智能化制造与新型材料应用等多层次内涵，是第三次工业革命的代表性技术。麦肯锡公司也将 3D 打印列为 12 项颠覆性技术之一，并预测到 2025 年，3D 打印对全球经济的价值贡献将为 2 千亿 ~ 6 千亿美元。3D 打印之所以具有革命性的意义，主要表现在以下方面。

（1）个人只需在计算机中进行智能化设计，然后将复杂作业流程转化为数字化文件，发送到 3D 打印机即可实现制造。根本无须掌握各种复杂的制造工艺和加工技能，大幅降低了制造的技术门槛。

（2）3D打印的逐层加工、累积成型的特点，制造几乎不受结构复杂度的限制，结合智能数字化设计，可轻松实现产品的个性化定制。

（3）性能卓越。设计人员可以对产品的内部结构进行精细控制以获得最佳效果。例如，用晶格或蜂窝状内部结构取代一个整块，可以在减轻产品重量的同时又不牺牲强度。

（4）成本优势。节省开模费用、加式制造节省90%的原材料、云制造的"即需即印"。国外某厂制造某零件，成本由10000美元降至600美元，生产时间从4周减少到24小时，且重量减轻了70%～90%。

二、3D 打印的概念

三维打印技术（3D打印）最早出现于二十世纪八十年代，是一种使用计算机技术将物体拆分成层层的"薄片"后，结合数字控制技术在二维空间内先完成一层的制造，随后逐层制造叠加形成三维立体零件的增材制造技术。其制造过程可以概括为"先微分再积分"，与传统的制造技术相比，它具备时间短、成型快、精度高和节省材料等诸多优点，是当今信息化时代特征下快速成型制造技术的杰出代表。

三、3D 打印的技术原理

根据3D打印所使用材料的特性和打印成型特点将3D打印分为四类：①丝线类材料，主要是熔融沉积成型（FDM）；②液态光敏类材料，主要是光固化成型（SLA）；③粉末类材料，主要是选择性激光烧结（SLS）、选择性激光熔融（SLM）和电子束选择性成型（EBM）；④板、片、布等层类材料，分层实体制造成型（LOM）。下面对其技术原理和优缺点分别加以论述。

（一）熔融沉积成型（FDM）

熔融沉积成型（FDM），有时称作熔丝制造（FFF），是日常生活中最常用的打印方式，其耗材主要是丝状。利用材料受热变成液态或熔融态，冷却后固化的原理，通过可加热的喷头机构、原料输送装置和机电控制系统的精确控制，完成物体每一层的印刷，层层叠加后实现物体的三维效果如图7-1所示。先将丝状（直径约2mm）的热塑性材料通过喷头加热熔化，喷头底部带有微细喷嘴（直径一般为0.2～0.6mm），材料以一定压力挤喷出来，同时喷头沿水平方向移动，挤出的材料与前一个层面熔结在一起。一个层面沉积完成后，工作台垂直下降一个层的厚度，再继续熔融沉积，直至完成整个实体造型。FDM工艺需要支撑，以防空腔或悬臂部分坍塌。根据FDM法打印的工作原理和成型特点，所用的材料需要满足以下性能条件：①FDM式耗材在使用前，首先需要将材料加工成直径为1.75mm或3mm的丝材，因此要求材料须具备良好的粘弹性并能够挤出成型。②材料在熔融状态下应具有适宜的流动性。保证顺利的通过喷嘴，不易发生堵塞等问题。③考虑FDM式打印机的进料方式，丝材表面应粗细均匀、光滑无断裂、在常温下具有良好的柔韧性。④耗材经熔融挤出后应具备快速冷却固化成型能力，并且考虑到热变形印刷，所以材料的收缩率越小越好。

FDM式打印机具有价格便宜，成型工艺简单，维护成本低，材料多样化等优点，可以概括为如下几点：①操作环境干净、安全，可在办公室环境下进行，没有产生毒气和化学污染的危险；②无须激光器等贵重元器件，工艺简单、干净、不产生垃圾；③原材料以卷轴丝的形式提供，易于搬运和快速更换；④材料利用率高，且可选用多种材料，如可染色的ABS和医用ABS、PLA、PC、PPSF等；⑤由于甲基丙烯酸ABS（MABS）材料具有较好的化学稳定性，可采用伽马射线消毒，特别适用于医用。但是FDM也有自身的缺点，其打印精度低，成型后表面粗糙，表面纹路明显，需配合后续抛光处理，目前

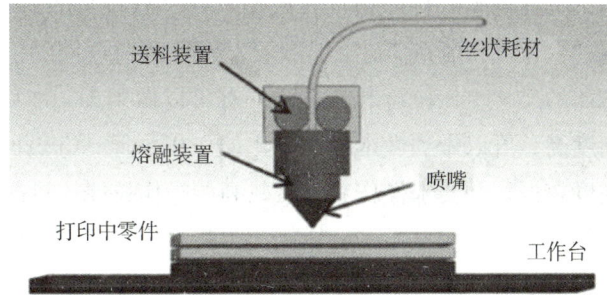

图 7 – 1　FDM 技术原理示意图

不适合高精度的应用，做小件或精细件时精度不如 SLA，最高精度只能为 0.1mm；尺寸不能很大，因为材料本身原因限制，尺寸大了很容易变形；速度较慢，因为它的喷头是机械的；此外它还需要浪费材料来做支撑。FDM 打印案例如图 7 – 2。

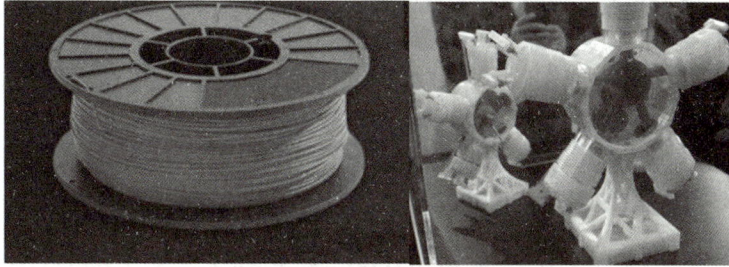

图 7 – 2　FDM 打印案例

（二）光固化成型（SLA）

光固化立体成型（SLA）也称为立体光刻，以液态的光敏树脂作为耗材材料，结合数字控制技术，使用紫外激光束诱发树脂表面发生光聚合反应，实现零件的一个薄层截面的固化。随后工作台下降浸入光敏树脂液体中一个层面的厚度，使用紫外激光固化新的一层，如此反复逐层固化，最终实现零件的三维打印，其工作原理如图 7 – 3 所示。在树脂液槽中盛满透明、有黏性的液态光敏树脂，它在紫外激光束的照射下会快速固化。成型过程开始时，可升降的工作台处于液面下一个截面层厚的高度。聚焦后的激光束，在计算机的控制下，按照截面轮廓的要求，沿液面进行扫描，使被扫描区域的树脂固化，从而得到该截面轮廓的塑料薄片。

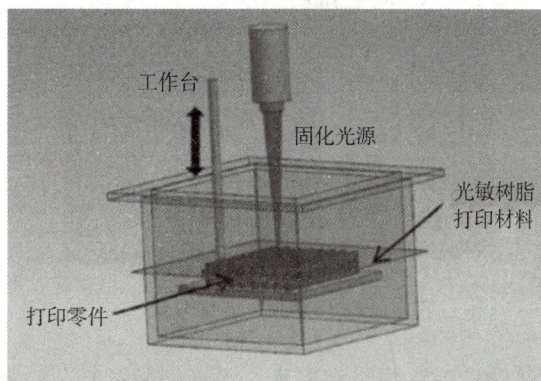

图 7 – 3　SLA 技术原理示意图

SLA 技术成型工艺简单，具有较高的打印精度，成型零件具有较高的力学性能，其优点概括如下：①光固化成型法是最早出现的快速成型制造工艺，成熟度最高，经过时间的检验；②成型速度较快，系统工作相对稳定；③可以打印的尺寸也比较可观，在国外有可以做到2m的大件，关于后期处理特别是上色都比较容易；④尺寸精度高，可以做到微米级别，比如0.025mm；⑤表面质量较好，比较适合做小件及较精细件。但其打印速度较慢，并要求操作者具有较高的操作技能，目前主要应用于医学研究以及模具开发等领域。其缺点概括如下：①成型件多为树脂类，材料价格贵，强度、刚度、耐热性有限，不利于长时间保存；②这种成型产品对贮藏环境有要求，温度过高会熔化，工作温度不能超过100℃，光敏树脂固化后较脆，易断裂，可加工性不好。成型件易吸湿膨胀，抗腐蚀能力不强；③光敏树脂对环境有污染，会使人体皮肤过敏；④需要设计工件的支撑结构，以便确保在成型过程中制作的每一个结构部位都能可靠定位，支撑结构需在未完全固化时手工去除，容易破坏成型件。SLA 打印案例如图 7 - 4。

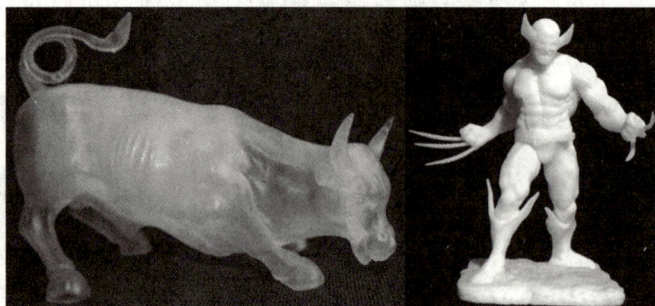

图 7 - 4　SLA 打印案例

（三）选择性激光烧结（SLS）、选择性激光熔融（SLM）、电子束选择性成型（EBM）

SLS、SLM 和 EBM 三种打印方式原理类似，其打印耗材材料主要为金属粉末、陶瓷粉末材料，其打印方式均为使用激光或电子束等选择性的逐层烧结耗材材料的固体粉末，最终实现固体粉末材料的三维实体制造，其原理如图 7 - 5 所示。首先铺一层粉末材料，并刮平。将材料预热到接近熔化点，再使用高强度的 CO_2 激光器有选择地在该层截面上扫描，使粉末温度升至熔化点，然后烧结形成黏结。其中SLS 与 SLM 技术使用激光为能量源略区别于 EBM 使用电子束轰击金属粉末。

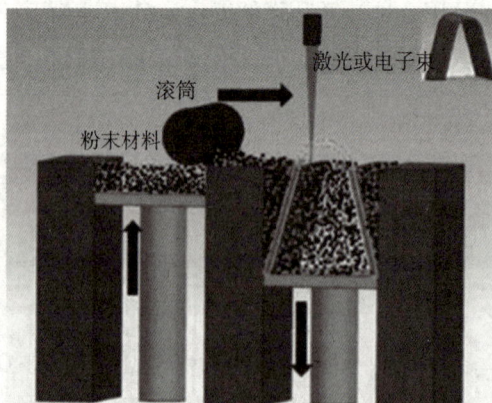

图 7 - 5　SLS 技术原理示意图

选择性烧结固化耗材材料来源广泛、烧结精度高、可成型制造复杂的零件且制造的零件具有较高的性能。

其优点可以概括为：①成型材料广泛，包括高分子、金属、陶瓷、砂等多种粉末材料；②零件的构建时间较短，可达到 1inch/h 速度；③所有没用过的粉末都能在下一次打印中循环利用。所有未烧结过的粉末都保持原状并成为实物的支撑性结构，因此这种方法不需要任何其他支撑材料；④此技术最主要的优势在于金属成品的制作，其制成的产品可具有与金属零件相近的机械性能，故可用于直接制造金属模具以及进行小批量零件生产。但目前其耗材粉末制造工艺复杂、成本较高，且成型设备价格昂贵，对设备操控技能要求很高。

其缺点可以概括如下：①粉末烧结的表面粗糙（精度为 0.1~0.2mm），需要后期处理；②无法直接成型高性能的金属和陶瓷零件，成型大尺寸零件时容易发生翘曲变形；③由于使用了大功率激光器，还需要很多辅助保护工艺，整体技术难度较大，制造和维护成本非常高，普通用户无法承受，所以目前应用范围主要集中在高端制造领域；④需要对加工室不断充氮气以确保烧结过程的安全性，加工的成本高，产生有毒气体，污染环境。目前我国在该技术领域使用的耗材材料主要依赖于进口，且缺乏高精端技术人员，需要一定的时间来发展。SLS 打印案例如图 7-6。

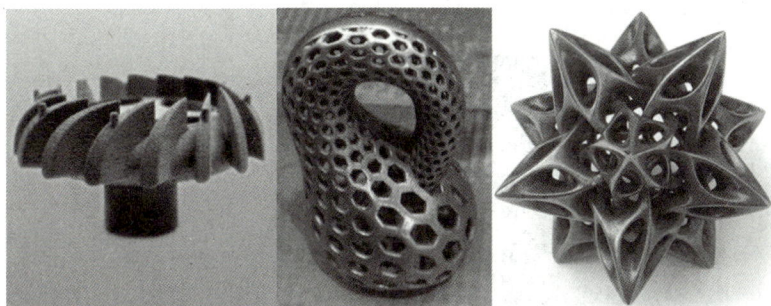

图 7-6　SLS 打印案例

（四）分层实体制造成型（LOM）

LOM 是早期的 3D 打印技术，打印原理与方式也最为直观，如图 7-7 所示。其使用"层"类材料由激光切割后，材料向前滚动后由激光按层要求切割，最后层层叠加而最终形成三维零件。LOM 是一种薄片材料叠加工艺。利用激光或刀具切割薄层纸、金属薄板或陶瓷薄片等片材，非零件区域切割成若干小方格，便于后续去除。然后通过热压或其他形式层层黏结，叠加获得三维实体零件。可以看出，LOM 工艺还有传统切削工艺的影子，只不过它已不是对大块原材料进行整体切削，而是先将原材料分割为多层，然后对每层的内外轮廓进行切削加工成型，并将各层黏结在一起。

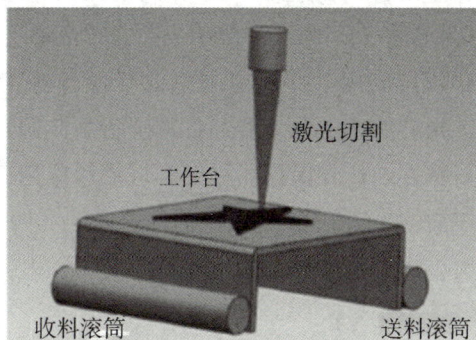

图 7-7　LOM 技术原理示意图

LOM 式打印方法相比于 SLA、SLS 来说更适用于制造大型零件，如汽车制造等工业领域。供其打印的耗材材料一般为金属薄板、塑料薄板以及纸质材料等薄层材料，故 LOM 式 3D 打印在打印过程中材料的选取，不同类型的粘结剂，以及送料方式均针对不同零件的需要作出适当的调整，同时要考虑到成本。其优点可以概括如下：①成本低；因为没有涉及化学反应，所以零件可做得很大；②仅切割内外轮廓，内部无须加工，所以这是一个高速的快速成型工艺。常用于加工内部结构简单的大型零件及实体件；③不存在收缩和翘曲变形，无须设计和构建支撑结构。针对大型零件的制造 LOM 方法虽然具有一定的速度优势，但是将打印的零件从废料中剥离困难，且耗材材料使用率不高，浪费严重，打印零件的表面粗糙，具有明显的阶梯状的纹路且容易开裂。需进一步加强材料与粘结剂的研究，从材料的成型与粘结剂的结合入手，改善现有打印过程中存在的问题。其缺点可以概括为：①不能制造中空结构件，难以构建精细形状的零件，即仅限于结构简单的零件；②比较浪费材料，可实际应用的原材料种类较少，如纸、塑料、陶土以及合成材料，但目前常用的只是纸；③Z 轴精度比 SLA 低，精度可达 0.1mm；且纸制零件很容易吸潮，必须立即进行后处理、上漆；④需要专门实验室环境，维护费用高昂。当加工室的温度过高时常有火灾发生；因此，工作过程中需要专职人员职守。LOM 原理图与打印案例如图7-8。

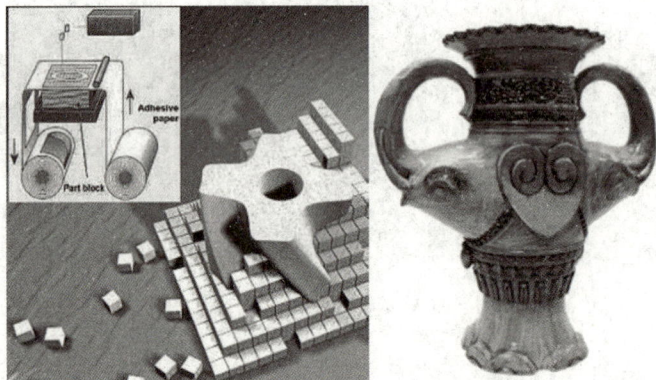

图 7-8　LOM 原理图和打印案例

四、3D 打印的材料

供 3D 打印使用的耗材材料是 3D 打印技术不断发展的前提和关键。纵观 3D 打印技术的发展历史，耗材材料不仅是限制 3D 打印技术进一步发展的瓶颈，而且往往材料的发展趋势决定了 3D 打印技术的未来发展前景。在当今绿色发展和科技引领未来的主题潮流引领下，可供 3D 打印的耗材材料逐渐丰富，比较典型的材料有聚乳酸（PLA）、尼龙（PA）、丙烯腈-丁二烯-苯乙烯塑料（ABS）、橡胶、羟基磷灰石、铝合金、不锈钢、凝胶、组织细胞等，使用范围包含了各行各业。其中耗材材料主要可分为四类：其一是高分子材料例如塑料、橡胶等在工业发展和日常生活中应用及其广泛；其二是陶瓷材料如石膏、氧化铝、氧化锆、羟基磷灰石等在工业和医疗器械等领域逐步应用；其三是金属材料如铝合金、钛合金不锈钢等合金材料主要应用于航空航天和军工制造业等领域；其四是生物材料主要包括组织细胞、医用高分子材料以及水凝胶等极大促进了医学领域的发展。

（一）高分子材料

PLA 材料是良好的热塑性材料，随着温度的变化材料状态发生改变，适用于 FDM 式 3D 打印原理。PLA 材料无毒无害，在自然界或生物体内可分解转化成二氧化碳和水，是理想的绿色环保可再生的材料，在诸多领域有着光明的发展前景。PLA 材料虽然具有诸多优点，但使用未经处理的 PLA 材料 3D 打印的产品，具有很强的脆性，抗冲击能力差；受温度影响大，易变形；易水解，降解的周期具有不确定性等问题。故 PLA 材料多经化学或物理改性后供 FDM 式 3D 打印机使用，经处理后的 PLA 材料应用广泛。丙烯腈 - 丁二烯 - 苯乙烯共聚物（ABS）材料是最理想的可供 3D 打印耗材材料之一，与 PLA 等材料相比，ABS 材料分子链中具有刚性的苯环和柔顺性的 C═C 双键以及 C—C 单键，具有强度高、韧性好、抗冲击性强、耐磨性好等优点。但 ABS 材料受热稳定性较差，打印过程中对温度控制要求较高，否则容易产生卷曲、翘边等现象。并且 ABS 材料不能生物降解，不能用于生物组织工程，并且其制品对环境造成较大压力。因此，国内外学者在 ABS 材料改性的研究上做了诸多尝试与探索，力求提升 ABS 材料的力学性能，以更好地应用到各个领域。

（二）陶瓷材料

陶瓷材料 3D 打印技术被广泛运用于工业制造、航空航天、国防军工、生物医疗等领域。在工业制造领域，结构陶瓷 3D 打印应用广泛，主要用于切削工具、模具、耐磨零件、泵和阀部件、发动机部件、热交换器、生物部件和装甲装备等。在生物医疗领域，由于生物陶瓷与人体骨骼的化学成分十分接近，稳定性、生物兼容性都非常好，因此陶瓷 3D 打印技术被广泛应用于制造假牙、假肢等医疗产品。如 Wei 等通过微弧氧化和水热处理技术，总结出了在 3D 打印 Ti 上加入 Si 的仿生分层结构涂层可能为骨科植入物的开发提供一种替代方案，具有很高的临床应用潜力。2018 年，在由北大口腔医院带头、科技部组织的"口腔修复体 3D 打印临床应用示范"会议中，科技部部长万刚指出要把 3D 打印技术临床应用作为"增材制造与激光制造"的专项工程，并提出由博力迈公司负责提供氧化锆 SLA 成型设备以及配合医院进行打印、设备维护和工艺的改进与优化。

（三）金属材料

金属 3D 打印被认为是整个 3D 打印体系中最前沿、最有潜力的技术。在航空航天、医疗卫生等高精端领域发挥着重要的作用。但其打印过程中对工作环境要求高（需要在惰性气体环境或者真空等环境中），且对耗材金属粉末性能有较高要求（SLM 技术要求粒径一般小于 20μm，EBSM 和 LENS 技术要求粒径约 40~100μm），并存在加工效率低，打印尺寸范围较小的问题（一般小于 300mm）。与传统金属材料制造技术相比具有以下优势：①较传统制造机械相比，3D 打印装备体积小、生产流程和制造工艺简单。②增材制造的方式让金属材料利用率更高，减少材料的浪费。③快速成型制造，不需开模，根据零件要求使用计算机复制设计后直接制造，解决部分难以加工的工艺问题，制造周期短。④3D 打印工艺杜绝传统钢铁行业的高耗能、高污染现象，符合绿色发展理念。但目前金属材料的 3D 打印技术也面临着以下的挑战：①3D 打印设备打印精度以及打印产品质量有待提高。②金属耗材材料要求高，成本高，制造困难，需要进一步加强研究。③目前金属 3D 打印技术主要应用在航空航天领域和医学领域，需要增加科研力度，降低成本，应用到更多技术领域。

（四）生物材料

目前应用到 3D 打印领域的生物材料主要是以纤维素材料制备的水凝胶或气凝胶类的生物质基复合材料（biocomposite），如 Kajsa 和 Martínez vila 等使用纳米纤维素水凝胶 - 海藻酸钠等材料结合挤出式生物 3D 打印机，制备了栅格结构、人耳和羊半月板软骨等，但离子交联过程中残存的钙离子对后期细胞生长影响有待研究。Müller 等研究了纳米纤维素 - 硫酸化海藻酸钠材料通过挤出式生物打印机，探究了纳米纤维素与硫酸化改性后的海藻酸钠以及牛软骨细胞共混打印栅格结构的影响。结果表明复合油墨具有生物活性，能结合细胞生长因子且促进细胞增殖和胶原生成，挤出打印过程中，针头尺寸对打印分辨率和细胞存活率有影响。该实验为 3D 打印在生物医学领域的研究提供了很好的示例。

五、3D 打印的医学应用

目前，3D 打印已在工业造型、机械制造、军事、建筑、影视、家电轻工、医学、考古、文化艺术、雕刻、首饰等领域都得到广泛应用，并且随着这一技术本身的发展，其应用领域将不断拓展。传统临床专科正朝着"精确化、个性化"的方向进展，数字医学的核心是精准。因为每个人都是不一样的，个性化的，而且人体组织相对复杂，每个组织的曲面造型基本上都是自由曲面。而 3D 打印的优势是小批量，个性化，对于复杂结构制作，即使是内部结构非常复杂的零件也能够采用 3D 打印完成。3D 打印与医学相结合，可以提高诊疗精准性、降低诊疗难度、扩大疾病诊疗谱。医药行业是目前 3D 打印技术扩张最为迅猛的行业。全球行业分析公司表示，3D 打印市场份额将在 2025 年达到 60 亿美元。由于 3D 打印具有个性化特点，可广泛应用于生物医学，具体包括细胞打印，组织工程支架和植入物，假体，手术器械，牙科等。3D 打印在医学应用领域的用途如图 7-9 所示。

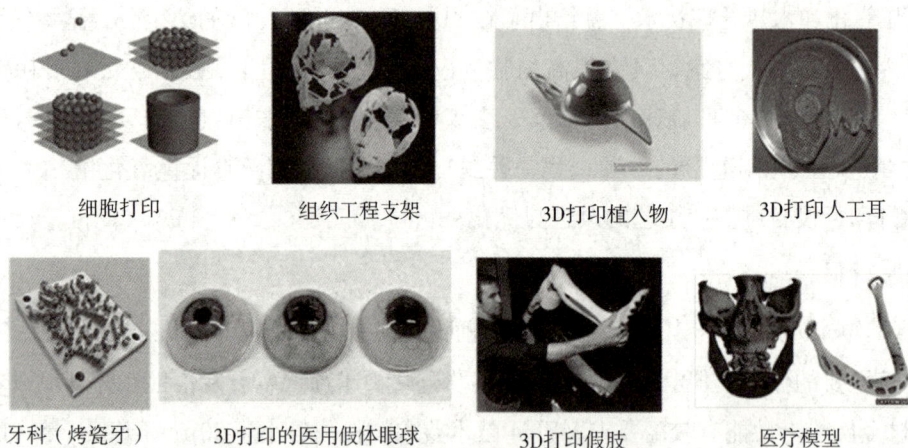

| 细胞打印 | 组织工程支架 | 3D打印植入物 | 3D打印人工耳 |
| 牙科（烤瓷牙） | 3D打印的医用假体眼球 | 3D打印假肢 | 医疗模型 |

图 7-9　3D 打印技术的医学应用领域

知识链接

细胞打印

细胞打印属于较为前沿的研究领域，是一种基于微滴沉积的技术——一层热敏胶材料一层细胞逐层打印，热敏胶材料温度经过调控后会降解，形成含有细胞的三维结构体。细胞打印能够为再生医学、组织工程、干细胞和癌症等生命科学和基础医学研究领域提供新的研究工具。为构建和修复组织器官提供新的临床医学技术，推动外科修复整形、再生医学和移植医学的发展。应用于药物筛选技术和药物控释技术，在药物开发领域具有广泛前景。

3D 打印技术在医学领域的应用分为四个层次（如图 7-10）。第一层次为形态学阶段 3D 打印的 1:1 比例的三维实体模型可以很好的帮助医生了解骨折的程度、类型及各个骨折块的移位情况，做出明确的术前诊断，评估术中可能存在的风险，为术中的骨折复位提供基础。同时医生在术前可以在模型上进行模拟手术操作和练习，对术中内固定物进行预塑形，提高手术操作准确度可以明显的减少了术中 X 线的应用次数、节省手术时间。第二层次为不可降解材料的3D打印。第三层次为可降解材料的3D打印。羟基磷灰石、磷酸三钙、海藻酸盐、明胶、骨胶原等，具有可降解和生物相容的特性，与人体发生相互作用。生物材料3D支架，具备可自由设计的外形和复杂的内部微观结构，用于组织器官修复、药物控释等。第四层次为组织器官的3D打印，生物打印人工器官与人工骨骼。直接"打印"出功能性的人体器官和组织。用于制作结构复杂、形状各异的组织工程支架，甚至打印组织工程人体器官，其特征是加入细胞，有生理功能。

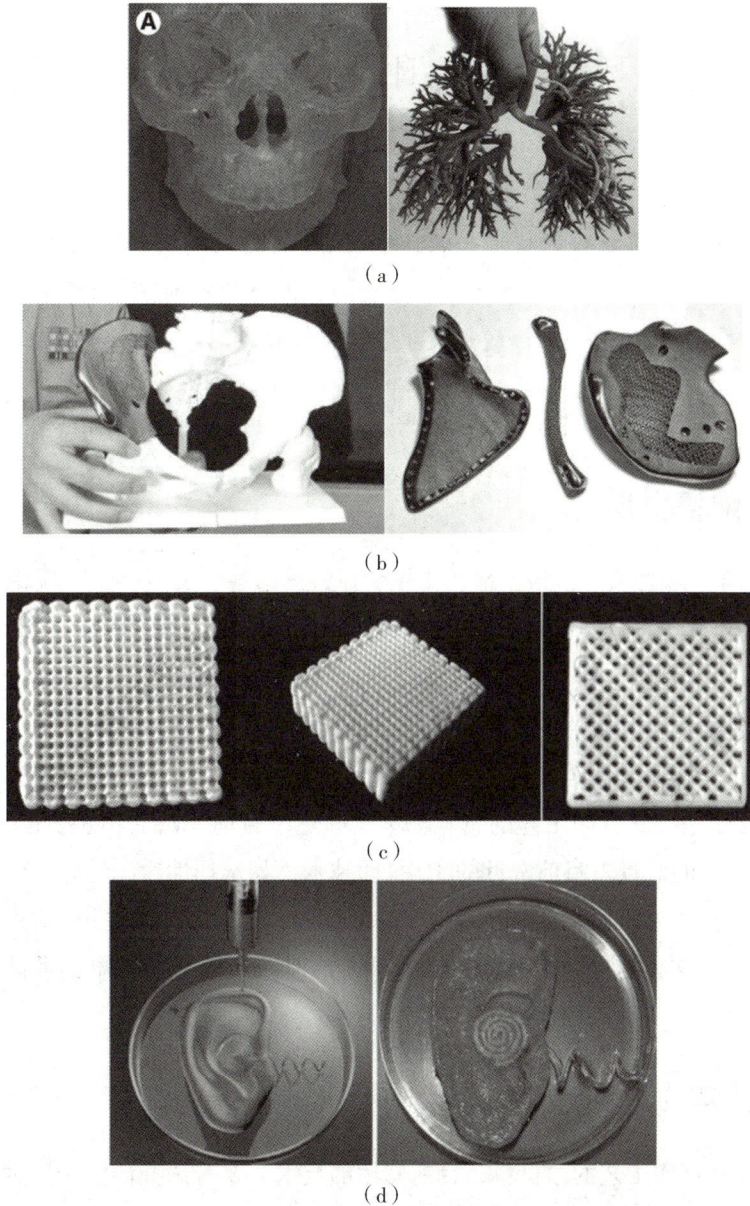

（a）

（b）

（c）

（d）

图7-10　3D打印的四个层次

（a）实体模型　（b）不可降解材料　（c）可降解材料　（d）器官打印

目前，3D打印技术经过几十年的发展，打印方式方法、打印设备、打印耗材都取得了长足的进步。但仍然存在一些缺点，一是与传统切削加工技术相比，产品尺寸精度和表面质量相差较大（制造精度一般仅相当于铸型），产品性能还达不到许多高端金属结构件的要求。二是加工速度慢，以及大批量生产效率还比较低，不能完全满足工业领域的需求。三是设备和耗材成本仍然很高，如基于金属粉末的打印成本远高于传统制造。今后当结合材料成型特点，结合各零件的使用要求，发展更多的打印材料，特别是生物质材料、纳米材料、非均质材料和其他使用传统加工方式难以加工制造的材料。借助"互联网+"思想，发展快速、高效、经济、便利的打印模式，向高产量、大批量发展。正如美国《连线》杂志前主编安德森所说："所有重要的科技都是在短时间内被过度炒热，其功能性也被高估，但从长期来看，他们造成的影响却远被低估。"3D 打印技术作为第三次工业革命的代表性技术，必将对人类生活和文明进程产生深远的影响。

第二节　3D 打印无机非金属材料

📒 学习要点

讲解了 3D 打印无机非金属材料的技术现状，根据 3D 打印陶瓷材料的形态差别，将其分为粉体、浆料/膏料、丝材、薄膜等几个大类分别阐述。基于紫外光聚合原理的 SL 陶瓷增材制造技术（SL－3D 打印）具有最优的制造精度、成形质量和较大尺寸零件制备能力。未来数年内，低成本高性能光敏特性陶瓷料浆的研发成功将是最终实现生物陶瓷 3D 打印的突破口。

一、3D 打印陶瓷材料

目前，3D 打印已在工业造型、机械制造、军事、建筑、影视、家电轻工、医学、考古、文化艺术、雕刻、首饰等领域都得到广泛应用。而在医疗器械领域，由于人造骨骼、牙齿、假肢等的特异性和个性化特征，使得 3D 打印技术相比于传统技术更加满足个性化定制、精准化医疗的需求，因此也成为重点发展方向之一。随着应用材料领域的拓宽、制造精度的提高、制造速度的加快和材料成本的降低，可以判断，未来的几年将是其高速增长期。陶瓷材料相比于高分子和金属材料，具有韧性差、熔点高等固有特性，被认为是最难以采用 3D 打印工艺的材料。本文综述了目前 3D 打印陶瓷材料研究现状，并对该产业的未来发展提出自己的观点。目前常见的 3D 打印技术，如选择性激光熔融/烧结、三维打印、直写自由成形、喷墨打印、立体光固化、数字光处理、熔融沉积、分层实体制造等，均已开展了陶瓷材料成形方面的探索研究[1]。本文根据打印用陶瓷原料的形态差别，将其分为粉体、浆料/膏料、丝材、薄膜等几个大类分别阐述。

二、以陶瓷粉体为原料

以陶瓷粉体作为 3D 打印工艺的原材料，目前使用的技术主要有选择性激光熔融/烧结（selective laser melting/sintering, SLM/SLS）技术和三维打印（3－dimensional print, 3DP）技术。选择性激光熔融/烧结技术通过大功率激光扫描特定区域内的粉体，使粉体直接熔融成形，可实现陶瓷粉粒直接一步成形。但陶瓷热导率普遍偏低是其固有特性，SLM 工艺在短时间内产生较大温差会导致成形部件出现微观裂纹多、气孔率高、力学性能较差等缺陷，目前尚未有效解决。Jan Wilkes 等采用大功率激光融化 ZrO_2/Al_2O_3 粉体制备陶瓷零件，制备的陶瓷抗弯强度超过 500Mpa，但是有微裂纹产生。研究人员认为比较有前景的做法是在陶瓷粉体中添加低熔点粘结剂，如在陶瓷颗粒表面包覆高分子、低熔点金属等，采用低功率激光的激光烧结工艺融化粘结剂以粘接各层形成坯体，然后经过脱脂、烧结工艺间接制备零件。Subramanian 等采用 Al_2O_3 陶瓷粉并添加 20wt%~40wt% 黏接剂，SLS 成型后脱脂并在1600℃下高温烧结，获得了相对密度约为50%，弯曲强度为8MPa的陶瓷件。Toby Gill 等采用尼龙粉与SiC粉1∶1比例混合，SLS 成形并烧结处理，获得了孔隙率约45%，拉伸强度为5MPa的零件。Shahzad 等采用聚合物包覆 Al_2O_3 后进行 SLS 制造，1600℃烧结得相对密度为39%的 Al_2O_3 陶瓷，陶瓷坯于135℃、64MPa条件下热等静压5分钟，再1600℃烧结致密度升至88%，获得了强度达 148 ± 22 MPa的 Al_2O_3 陶瓷，体积收缩率约为22%。夏思婕采用溶解-析出工艺使尼龙包覆在 ZrO_2 粉体表面，然后采用 SLS 工艺制备 ZrO_2 坯料及零件，弯曲强度和致密度均有所提高。可见 SLM/SLS 工艺所制备的陶瓷零件致密度均较低，需要通过等静压、浸渗等工艺进一步提高致密性。

三维打印技术是基于微滴喷射技术的3D打印方法，由美国麻省理工学院开发，通过喷射粘结剂将陶瓷颗粒层层叠加成零件坯体，后经脱脂、烧结工艺致密化。Yoo 等采用 3DP 打印 Al_2O_3 零件坯，等静压处理后再烧结得到陶瓷的相对密度为99.2%，强度为324MPa。Teng 等将 ZrO_2 颗粒选择性铺设在基体 Al_2O_3 上，制备梯度变化的复合陶瓷试样并烧结，抗弯670MPa，断裂韧性 $4MPa\cdot m^{1/2}$，与传统方法制备的陶瓷性能类似。W. Sun 等采用 3DP 打印 Ti_3SiC_2 陶瓷坯，并采用等静压处理，再烧结，获得陶瓷致密度高达99%，大于未处理时的40%~50%。Nahum Travitzky 等采用 Al_2O_3 为原料、糊精为粘结剂，3DP 工艺制备多孔坯体，坯体于1600℃烧结处理后与 CuO 合金在1300℃进行浸渗处理，获得固相含量33vol%~44vol%时，烧结后陶瓷收缩率为17%，复合材料的断裂韧性为 $5.5\pm0.3MPa\cdot m^{1/2}$，抗弯强度为236MPa。3DP 打印陶瓷坯体往往孔隙率比较大，对烧结致密度具有负面影响，也需采用等静压、浸渗等后处理工艺进一步提高致密性。

三、以陶瓷浆料/膏料为原料

以陶瓷浆料/膏料作为3D打印工艺的原材料，目前使用的技术主要有直写自由成形（direct ink writing，DIW）技术、喷墨打印（inkjet pringting，IJP）技术、陶瓷立体光刻（stereo lithography，SL）技术与数字光处理（digital light procession，DLP）技术等。基于挤出原理的直写自由成形工艺所用原料为膏状形态。粉体与粘结剂混合成膏料，进而膏料按照控制系统的指令挤出于制造平台上，经高温、冷冻或激光等因素作用固化，并堆叠成素坯，最后经过脱脂、烧结处理得到零件。该工艺所制备零件精度受限制于挤出设备的口径尺寸，但所得坯体具有陶瓷固相含量高，烧结收缩率低的优点。Lmen Grida 将硬脂酸、微晶蜡、辛烷与 Y_2O_3-ZrO_2 混合制备膏料，于175℃条件下用76~510μm直径针孔快速直写成形零件坯体。该膏状原料具有低制造成本、高陶瓷颗粒装载量等特点。

喷墨打印 IJP 技术所用原料为浆料，也就是常说的陶瓷墨水，其技术原理与三维打印 3DP 技术相似，区别在于 3DP 工艺经喷头向制造平台喷洒的为粘结剂，而 IJP 工艺喷洒的是粘结剂与陶瓷颗粒的混合墨水。Cappi 等采用 IJP 制造了 Si_3N_4 齿轮坯体，烧结后密度为 $3.18g/cm^3$，抗压强度为600MPa，断裂韧性为 $4.4MPa\cdot m^{1/2}$。康奈尔大学 Larson 等以 IJP 工艺制备的 SiC 陶瓷零件，相对密度48.9%时抗弯强度达到70.4MPa。但陶瓷墨水（浆料）较低的固相含量，为15vol%左右，导致该工艺所制备素坯烧结变形大，目前仅局限于较小尺寸零件的制备。

陶瓷立体光刻（stereo lithography，SL）技术与数字光处理（digital light procession，DLP）技术均是基于光聚合原理的3D打印，SL 技术一般由位于成形平台上方的激光器提供紫外光束，而 DLP 技术则由位于成形平台下方的 LED 提供紫外能量。3D打印时先将陶粉与液体树脂混合，制备一定固相含量、粘度的光敏料浆，然后控制紫外激光扫描料浆表面引发光聚合反应，得到高分子包裹粉粒的坯体，最终脱脂、烧结得到所需的零件。Griffth 等采用 SiO_2、Al_2O_3、Si_3N_4 等粉体与光敏聚合物混合，制得 40vol% 左右的料浆，通过 SL 工艺成形坯体，600℃脱脂后高温烧结，获得了致密度高、表面光滑的陶瓷，烧结后晶粒尺寸约 1.5μm。Hinzewski 等研究了分散剂、稀释剂等对料浆流变特性影响，制备出 Al_2O_3 浆料后 SL 打印成形，经烧结所得 Al_2O_3 陶瓷部件的相对密度为 90.5%。周伟召等以硅溶胶、丙三醇、丙烯酰胺、亚甲基双丙烯酰胺为预混液，聚丙烯酸钠为分散剂，SiO_2 为陶瓷粉制备水基陶瓷浆料，再以 SL 工艺成形，浆料粘度低于 3000mPa·s，烧结后零件致密度超过 99%。A. Licciuli 等以丙烯酸锆、Al_2O_3 为原料制备浆料，SL 打印后烧结，丙烯酸锆于烧结过程中氧化生成 ZrO_2，制备出 ZrO_2 复合 Al_2O_3 陶瓷，烧结后零件致密度超过 99%。奥地利的 Lithoz 公司基于 DLP 研发制造陶瓷零件打印机 CeraFab7500，以陶瓷浆料为原料，可打印 Al_2O_3、ZrO_2 等陶瓷零件，烧结后致密度超过 99.5%，Al_2O_3、ZrO_2 陶瓷件弯曲强度分别达到 430MPa、650MPa。基于 SL、DLP 工艺制备的陶瓷零件具有表面粗糙度低、精度高、烧结力学性能优、致密度高等优点。鉴于制造方式差别，SL 的 3D 打印更适用于较大尺寸陶瓷坯体的制备。

四、以陶瓷丝材为原料

熔融沉积（fused deposition modeling，FDM）陶瓷 3D 打印工艺的原料为丝状，丝材由粘结剂与陶瓷粉体构成。复合丝材在高于粘结剂熔点的温度下熔化，按 3D 打印设定轨迹堆积成零件生坯，随后脱脂、烧结得到陶瓷零部件。Agrarwala 等以 FDM 制造 Si_3N_4 坯体，随后脱脂烧结制备零件，烧结后致密度达 98%，抗弯强度 824±110MPa。Bandyopadhyay 等用熔融 SiO_2 与聚丙烯热塑性粘结剂混合，FDM 制造石英陶瓷坯体，脱脂烧结后在 1150℃ 浸渗熔融 Al，制造出 Al_2O_3 – SiO_2 – Al 陶瓷/金属复合材料，抗压强度达 689±95MPa，但微小结构件的制造精度较低。Bandyopadhyay 等制备了 50wt%~55wt% 的锆钛酸铅（PZT）混合物，FDM 制备了零件生坯，脱脂后烧结，制造了高精度的压电陶材料。FDM 工艺具有丝材制造成本较高的缺点，为此其原料形态有向浆料/膏料发展的趋势。

五、以陶瓷薄膜为原料

分层实体制造（laminated object manufacturing，LOM）陶瓷 3D 打印所用原料呈薄膜状。LOM 工艺通过激光切割薄膜材料获得每层形状，通过辊轴部件热压作用实现层层粘合。Grifin 等采用 LOM 制造了 ZrO_2/Al_2O_3 复合陶瓷零件，抗弯强度为 570~688MPa，断裂韧性为约 9MPa·$m^{1/2}$。Zhang 等 240℃ 脱脂，1580℃ 烧结，制备 Al_2O_3 陶瓷零件，孔隙率为 2.9%，强度为 228MPa。Klosterman 以双峰 SiC 粉、石墨粉与粘合剂混制薄片，以 LOM 打印了 SiC 零件，抗弯强度为 169±43MPa。Shichao Liu 以 Y_2O_3、Al_2O_3 为添加剂，以 PVA 为粘结剂，以丙三醇为增塑剂，制备了水基流延片，LOM 打印了 Si_3N_4 零件，烧结后致密度 93.7%，抗弯强度达 475MPa。L. Weisensel 用酚醛树脂、聚乙烯醇缩丁醛等粘结剂制备出陶瓷薄片，LOM 制备了 Si – SiC 陶瓷零件，密度为 2.4g/cm^3，抗弯强度为 130MPa。该工艺所用的陶瓷薄片一般通过流延法制备，成形坯体也需要脱脂、烧结处理才能得到致密零件。另外，该工艺在制造形状方面有局限性，多用于盘状零件的生产。

六、技术对比与未来展望

表 7-1 是各种陶瓷增材制造工艺的对比，成形原理和原料形态的差异导致所得零件表面质量、尺寸大小、烧结致密及尺寸收缩等性能等均具有较大区别。除了 SLM 技术外，其他工艺均为间接制造法，即先成形坯体，再经过脱脂、烧结等后处理工艺得到陶瓷零件。所以，增材制造陶瓷坯体的特征对最终

零件质量具有重要影响。若以表面质量为衡量标准，基于光固化技术的SL、DLP工艺具有明显优势，其次为SLS、LOM工艺，其他工艺成形表面质量则较低。究其原因，首先SL、DLP工艺所用浆料比粉体、板材、丝材等更容易在低分层厚度条件下均匀铺平；其次所用高分辨率紫外激光等可以实现无损伤精确聚合原料，而SLS、LOM所用较大功率激光器作为成形能源，不论对粉体烧结还是对薄片切割都易引入变形、损伤等缺陷。以零件制造尺寸大小而言，SLS、3DP、LOM、SL工艺具有明显的优势，零件大小与打印机的制造平台尺寸、激光/喷头有效工作范围紧密相关。而DLP工艺受自上而下的零件制造顺序方式和零件重量的影响，零件尺寸一般较小。而IJP、DIW、FDM受成形特点的制约，一般用于小型零部件的制造。若以烧结致密度、尺寸收缩率为衡量标准，DIW工艺烧结致密度高且收缩尺寸最少，SL、DLP工艺烧结致密度高、尺寸收缩率较大，而LOM、SLS、3DP、FDM、IJP等工艺不仅致密度小且收缩率更大。零件烧结致密度、尺寸收缩率与素坯体特性直接相关。坯体孔隙率小有利于零件烧结致密，所以相同烧结工艺下SL制备零件致密度高于SLS与3DP；原料中固相含量高则烧结收缩尺寸小，所以相同烧结工艺下DIW制备零件尺寸收缩率远小于IJP制备的低固相含量坯体。

表7-1　各种陶瓷零件增材制造（3D打印）技术特点对比分析

工艺	原料	表面质量	致密度%	幅面尺寸	分辨率	应用领域
SL	浆料	高	90%~99%	100μm~300mm	μm级	大尺寸结构零件、电子领域、精密铸造型芯、组织工程支架
DLP	浆料	高	90%~99%	100μm~100mm	μm级	微细结构陶瓷、光子晶体、电子陶瓷等
IJP	浆料	低	低	200μm~10mm	mm级	功能陶瓷
DIW	膏料	低	高	200μm~100mm	μm~mm级	生物陶瓷、压电陶瓷
3DP	粉体	低	>50%	200μm~500mm	μm~mm级	多孔陶瓷、生物陶瓷
SLS	粉体	较高	80%	200μm~500mm	μm~mm级	多孔陶瓷、结构陶瓷、光子晶体、生物支架
SLM	粉体	低	低	1mm~100mm	μm~mm级	功能陶瓷
LOM	板材	较高	90%	1mm~500mm	μm~mm级	大尺寸盘状陶瓷等
FDM	丝材	低	低	1mm~100mm	mm级	生物陶瓷、组织工程支架等

综上分析可知，基于紫外光聚合原理的SL陶瓷增材制造技术（SL-3D打印）具有最优的制造精度、成形质量和较大尺寸零件制备能力。而SL-3D打印工艺所用光敏特性陶瓷原料质量直接影响零部件最终性能，其研发是SL工艺中关键环节。未来数年内，低成本高性能光敏特性陶瓷料浆的研发将是最终实现生物陶瓷3D打印的突破口。

第三节　3D打印医用无机非金属材料的应用现状及前景

📖 **学习要点** --------

本节总结了3D打印生物陶瓷在骨组织工程支架和口腔修复体等硬组织修复领域的临床应用现状。可用于打印修复骨骼缺损的陶瓷生物支架材料有羟基磷灰石（HA）、磷酸三钙（TCP）、磷酸镁（MgP）、生物玻璃（BG）等；可用于打印义齿材料的有氧化锆、二硅酸锂玻璃陶瓷等。3D打印制备的生物陶瓷相比于传统减材制造工艺，制备的骨组织工程支架和口腔修复体不仅力学性能好，还往往具有更优秀的生物相容性和骨传导性等。

一、3D 打印生物陶瓷材料现状

人体组织结构复杂，每个组织的曲面造型基本上都是自由曲面，且具有个性化特征。而三维打印技术（3D 打印）的优势是小批量，个性化，对于复杂结构制作，即使是内部结构非常复杂的零件也能够采用 3D 打印完成。3D 打印与医学相结合，可以提高诊疗精准性、降低诊疗难度、扩大疾病诊疗谱。可供 3D 打印使用的耗材材料是 3D 打印技术发展的前提，可供 3D 打印的耗材材料主要可分为四类：①高分子材料如塑料、橡胶等用于制造手术导向器、矫形器、植入模具等；②金属材料如铝合金、钛合金、不锈钢等用于制造植入器械；③陶瓷材料如石膏、氧化铝、氧化锆、羟基磷灰石等用于制造义齿、人工骨等；④衍生材料如由组织细胞及水凝胶构成的复合材料等。

陶瓷材料相比于高分子和金属材料，具有韧性差、熔点高等固有特性，被认为是最难以采用 3D 打印工艺制备的材料。但技术发展日新月异，目前常见的 3D 打印技术，如选择性激光熔融/烧结（selective laser melting/sintering, SLM/SLS）、三维打印（3 - dimensional print, 3DP）、直写自由成形（direct ink writing, DIW）、喷墨打印（inkjet printing, IJP）、立体光固化（stereo lithography, SL）、数字光处理（digital light procession, DLP）、熔融沉积（fused deposition modeling, FDM）、分层实体制造（laminated object manufacturing, LOM）等，均已开展了陶瓷材料成形方面的探索研究。陶瓷材料 3D 打印技术被广泛运用于工业制造、航空航天、化工能源、生物医疗等领域，如图 7 - 11 所示。在生物医疗领域，陶瓷 3D 打印技术被广泛应用于制造假牙、假肢、骨修复支架等医疗产品。其中，可用于打印修复骨骼缺损的陶瓷生物支架材料有羟基磷灰石（HA）、磷酸三钙（TCP）、磷酸镁（MgP）、生物玻璃（BG）等；可用于打印义齿材料的有氧化锆、二硅酸锂玻璃陶瓷等。

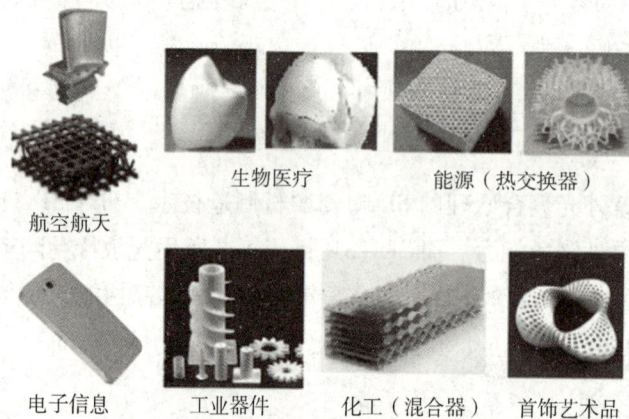

航空航天　　生物医疗　　能源（热交换器）

电子信息　　工业器件　　化工（混合器）　　首饰艺术品

图 7 - 11　3D 打印陶瓷材料的应用领域

二、3D 打印生物陶瓷材料的临床应用

生物陶瓷在临床上主要用于硬组织修复领域，相比于切削等传统"减材"制造工艺，3D 打印技术制备的生物陶瓷精度更高，在制作多孔、梯度、个性化等复杂结构修复材料方面优势更加显著。不仅如此，随着 3D 打印技术的不断进步，有研究表明，该方法制备的骨组织工程支架和口腔修复体不仅力学性能不输传统工艺，还往往具有比传统工艺制备的材料更优秀的生物性能如生物相容性、骨传导性等。

（一）3D 打印骨组织工程支架

骨组织工程支架承担细胞外基质作用，从而为骨再生提供良好的环境。因此支架材料应具有良好的生物相容性和生物可降解性。可用于 3D 打印的单一生物陶瓷材料如羟基磷灰石（HA）、磷酸三钙（TCP）、磷酸镁（MgP）、生物玻璃（BG）等，虽然生物相容性能满足要求，但脆性较大，一般要与合金或高聚物进行复合才能满足理想骨组织工程支架的力学性能。3D 打印的骨组织工程陶瓷支架示例如图 7 – 12 所示。

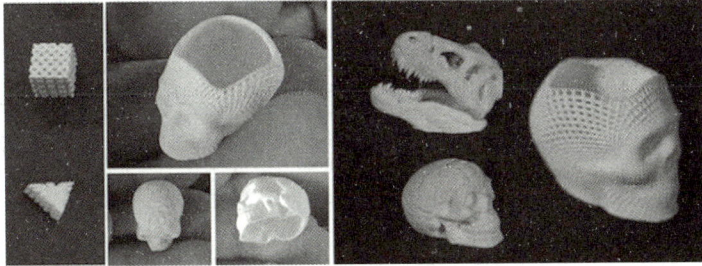

图 7 – 12　3D 打印骨组织工程支架材料

有研究表明，由多种生物陶瓷组成的骨组织工程支架不仅能提高机械性能，还可以协同增强骨再生能力。LI 等制备出适用于喷墨打印 IJP 技术的复合材料生物墨水，含有纳米 HA（nHA）或脱蛋白牛骨与胶原蛋白，该复合材料能够促进人骨髓基质细胞增殖和分化，有望成为骨组织工程支架的候选材料。DANG 等[7]将 3D 打印技术与溶热法结合制备了 $CuFeSe_2$ 纳米晶体功能化支架，不仅能提高骨组织的抗压能力，并且赋予了 BG 支架优异的生物学效应。结果提示，BG – $CuFeSe_2$ 支架能够促进兔骨髓基质细胞成骨基因表达，有利于刺激骨缺损中新骨的形成。同时，还有抑制骨肿瘤生长的作用，因此或许可用于骨肿瘤切除术后的骨缺损修复。SINGH 等在 3D 打印过程中施加温度控制，制备出明胶/TCP/丝素蛋白复合材料支架，与单一陶瓷支架相比具有更高的骨形成能力和更强的机械性能。LIN 等采用熔融沉积（FDM）3D 打印技术制备了由聚己内酯（PCL）和 MgP 复合的颌面骨组织工程支架，在体内修复兔颌面骨 8 周后，支架周围有大量新骨形成，证实该支架具有较强的成骨诱导分化能力，用于修复兔颌面骨缺损效果显著。XU 等[10]利用 3D 打印技术制备了纳米硅酸盐功能化聚己内酯（PCL/LAP）支架，植入颅骨缺损小鼠 12 周后，支架区域可见明显的新骨形成，可用于口腔颌面骨缺损修复。HALLMAN 等用 3D 打印技术制备了 PLGA/HA/β – TCP（PHT）复合支架，该复合支架杨氏模量为（67.18 ± 7.40）MPa，压缩应力为（4.85 ± 0.39）MPa，不仅力学匹配度高，还表现出一定的骨传导性。张铁等以固相法合成高纯度 β – 磷酸三钙，通过光固化成型技术打印以 β – 磷酸三钙为基材的高精度多孔生物陶瓷（3D – TCP），将 DBM 引入 3D 打印多孔生物陶瓷的孔道中，得到成骨能力更佳的 3D 打印多孔生物陶瓷（3D – TCP/DBM），结果表明 3D – TCP 具有良好的生物相容性，在其孔道中引入 DBM 后具有更佳的成骨能力，有望用于临床。王志勇等将羟基磷灰石（HAP）和磷酸三钙（TCP）复合陶瓷粉体与丙烯酸酯单体及其他助剂混合后进行球磨，得到陶瓷浆料。在最佳工艺参数下打印得到成型精度高、成骨性好、降解速度快的支架，通过 SEM 的观察可知晶相结合紧密，最后通过动物实验可知，支架植入老鼠颅骨后，大鼠未见死亡及不良反应症状，且能看到有成骨现象。刘晓艳研究了基于 SLA – 3D 打印 β – TCP、β – TCP/HAp 复相陶瓷膏料的成形工艺、脱脂烧结工艺参数，根据磷酸三钙的降解特性以及骨诱导性，设计了用于体外降解实验的陶瓷支架，并开展了体外降解实验。具有连通孔结构的支架的降解速率与沉积速率相差较小；不同材料组分的陶瓷支架相比，添加 HAp 后的复相陶瓷支架的降解失重率小于纯 β – TCP 的降解失重率，复相陶瓷的降解性能有所降低；与烧结后的陶瓷支架相比，脱脂件的降解失重率增大。张金灿等通过间接打印法制备多孔磷酸镁（MgP）支架，利用 NaCl（粒径 25 ~ 50 μm）作为致孔剂引入微孔，制备 MgPNa 微孔支架；，采用茜素红染色和碱性磷酸酶（ALP）定量实验评估支架促 h BMSC

成骨分化的能力。结果表明 MgP-Na 支架的微孔结构在体外骨诱导中起到了积极有效的作用，磷酸镁多孔支架有望成为修复骨缺损的新型骨组织工程支架。史耕田以 PLGA 和 PCL 为基体材料，以 β-TCP 作为辅助材料，采用高温挤出 3D 打印的方法制备复合材料人工骨支架。设计了一种 PLGA/PCL/β-TCP 复合材料支架和三种对照组支架（分别为纯 PCL 支架、纯 PLGA 支架和 PCL/PLGA 支架）。建立了不同材料组合支架的不同打印方法。对 PLGA/PCL/β-TCP 复合材料支架，采用了溶解-冻干-熔融挤出的打印方法。支架性能研究结果表明，PCL/PLGA/β-TCP 复合材料支架具有最佳的综合性能，其微观表面形态优于其他支架，其抗压强度为 8.2MPa，杨氏模量为 236.02MPa，显著优于其他支架，基本能满足松质骨的力学性能要求。但总体上目前 3D 打印骨组织工程支架材料种类较少且大部分复合材料缺乏临床试验数据。

（二）3D 打印口腔修复材料

临床上，嵌体、高嵌体、全冠、桩核冠等口腔修复体一般采用数控切削技术制作全瓷修复体。近年来，3D 打印技术制作全瓷修复体开始备受关注。3D 打印的口腔修复陶瓷材料示例如图 7-13 所示。

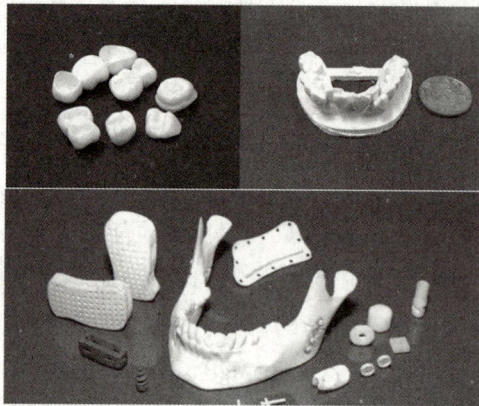

图 7-13 3D 打印口腔修复陶瓷材料

WANG 等比较了切削和 DLP 制造的氧化锆全瓷冠的外表面、凹面、边缘区域和凹面咬合面的精度，结论表明，3D 打印制作的氧化锆全瓷冠更加符合临床医学要求。HUANG 等通过将 3D 打印制得的氧化锆种植体应用于牙列严重磨损的患者，由于具有更高的咬合精度，大幅降低了咬合干扰问题，且具有更加优良的美学效果。倪王成等分别将 3D 打印氧化锆、数字化切削种植体和钛种植体植入比格犬的胫骨内，通过比较种植体的成功率、骨接触率以及种植体周围骨密度情况，得出 3D 打印氧化锆种植体具有较好的骨结合性能。口腔美学修复也常采用二硅酸锂玻璃陶瓷。BAUMGARTNER 等利用 DLP 技术制备了密度高，抗折强度达 400 MPa 的二硅酸锂玻璃陶瓷，能够满足口腔修复学的临床需求。周婧等研究了应用于直写成型 3D 打印的低粘度、高固相氧化锆生物陶瓷浆料制备工艺，分析了分散剂含量和 pH 值对高固相氧化锆陶瓷浆料流变特性的影响，并对不同分散剂含量陶瓷浆料的可打印性进行了研究，所得浆料的粘度低、固含量高、流动性好，满足直写成型工艺的要求且不易发生变形，体外细胞毒性实验表明义齿不具有细胞毒性。刘庆壮以全瓷义齿为生物陶瓷的应用目标，针对激光选区熔化（SLM）技术的氧化铝/氧化锆 3D 打印工艺开展研究，分析不同工艺参数（扫描功率、扫描速率及扫描间距）对熔化陶瓷样件的宏观质量、微观形貌及力学性能的影响，并利用 ANSYS 有限元软件进行预热仿真，通过改变预热温度，分析熔化温度场及应力场变化，为裂纹成型机理提供理论基础，而后进行了减少裂纹产生的试验研究。通过预热仿真及试验可知，不同预热温度使得熔化温度场及应力场发生了变化，随着预热温度的升高可有效减少裂纹的产生。CHANG 等用 3D 打印技术制备出由 HA 和聚己内酯构成的超塑性生物材料，发现其尺寸稳定性和骨再生能力可以用于颌面骨的修复。碳化硅具有优异的力学性能，氮化硅可以制成多孔植入物，应用于骨支架、脊柱融合和颌面部重建。Luo 等将 SiC 制备成多孔生物陶瓷支架，在制备过程中利用孔壁上残留的 Si 与 N_2 反应生成纤维状 $\beta-Si_3N_4$，改善了 SiC 材料的机械性能和抗氧化性。这种 $\beta-Si_3N_4/SiC$ 复合材料可应用于骨科和牙科植入物领域。

三、总结与展望

综合比较各种陶瓷增材制造工艺的技术原理、原料形态、工艺特点，对比表面粗糙度、尺寸大小、坯体致密度等指标，基于紫外光聚合原理的 SL 陶瓷增材制造技术具有较为优良的制造精度、成形质量和较大尺寸零件制备能力。而 SL 工艺所用的光敏特性陶瓷原料质量直接影响零部件最终性能，其研发是 SL 工艺中关键环节。并且，这种方法还可以通过掺杂微量营养元素以及表面功能性修饰来赋予生物陶瓷更好的生物学性能、力学性能乃至抗菌、肿瘤治疗等功能。未来数年内，低成本高性能光敏特性陶瓷料浆的研发成功将是最终实现生物陶瓷3D打印的突破口。随着3D打印技术的进步，其制备的骨组织工程支架和口腔修复体不仅在力学性能上不输传统工艺，还往往具有比传统工艺制备的材料更优异的生物相容性和骨传导性等，甚至可以大胆设想，未来将有望实现个性化3D打印生物陶瓷产品的定制。

目标检测

答案解析

一、不定项选择题（每题至少有一个正确答案）

1. 以陶瓷粉体作为原材料的3D打印工艺有（　　）

    A. 选择性激光熔融/烧结（selective laser melting/sintering，SLM/SLS）技术

    B. 三维打印（3-dimensional print，3DP）技术

    C. 熔融沉积（fused deposition modeling，FDM）技术

    D. 分层实体制造（laminated object manufacturing，LOM）技术

2. 以陶瓷浆料/膏料作为原材料的3D打印工艺有（　　）

    A. 直写自由成形（direct ink writing，DIW）技术

    B. 喷墨打印（inkjet Pringting，IJP）技术

    C. 陶瓷立体光刻（stereo lithography，SL）技术

    D. 数字光处理（digital light procession，DLP）技术

3. 以陶瓷丝状耗材作为原材料的3D打印工艺是（　　）

    A. 选择性激光熔融/烧结（selective laser melting/sintering，SLM/SLS）技术

    B. 三维打印（3-dimensional print，3DP）技术

    C. 熔融沉积（fused deposition modeling，FDM）技术

    D. 分层实体制造（laminated object manufacturing，LOM）技术

4. 以陶瓷薄膜或片层作为原材料的3D打印工艺是（　　）

    A. 选择性激光熔融/烧结（selective laser melting/sintering，SLM/SLS）技术

    B. 三维打印（3-dimensional print，3DP）技术

    C. 熔融沉积（fused deposition modeling，FDM）技术

D. 分层实体制造（laminated object manufacturing，LOM）技术

二、思考题

综合比较陶瓷材料不同 3D 打印技术的优缺点有哪些？

书网融合……

本章小结

参考文献

[1] 陈威，邹辛祺，史鸿星，等．生物陶瓷作为人体植入假体应用的研究现状及展望 [J]．中国陶瓷，2020 (1)：5 - 11．

[2] 洪如辰，任瑛，李龙飞，等．人工关节材料摩擦性能研究进展 [J]．功能材料与器件学报，2021 (1)：46 - 53．

[3] 郭硕，刘文文，魏星辉，等．PCL/β - TCP 调控巨噬细胞极化对成血管效应的影响 [J]．现代生物医学进展，2020 (11)：2012 - 2018．

[4] 侯青青，杨越，徐景超．骨水泥与骨形态发生蛋白对骨生长的影响 [J]．医学信息，2021 (21)：84 - 87．

[5] 周欢，杨蒙蒙．掺杂不同离子的羟基磷灰石涂层研究现状 [J]．国际生物医学工程杂志，2016，39 (5)：319 - 320．

[6] 刘宸希，康红军，吴金珠，等．3D 打印技术及其在医疗领域的应用 [J]．材料工程，2021 (6)：66 - 76．

[7] 廖欣宇，王福科，王国梁．骨组织工程支架的进展与挑战 [J]．中国组织工程研究，2021，25 (28)：4553 - 4560．

[8] 喻小鹏，吴成铁．3D 打印生物陶瓷功能改进的研究进展 [J]．硅酸盐学报，2021 (5)：829 - 843．

[9] 张晨，刘津瑞，梁虹．浅谈 3D 打印生物陶瓷材料的发展趋势 [J]．黑河学院学报，2020 (12)：181 - 183．

[10] 孙元艺．锰复合骨修复支架的 3D 打印及其性能评估 [D]．深圳：中国科学院大学（中国科学院深圳先进技术研究院），2022．

[11] 胡波，高宗强，鲍崇高．硅酸钙/β - 磷酸三钙生物陶瓷的光固化成型工艺及性能研究 [J]．硅酸盐通报，2020，39 (09)：2950 - 2955．

[12] 施吉翔，翟东，朱敏，等．生物活性玻璃 - 二氧化锰复合支架的制备与表征 [J]．无机材料学报，2022，37 (4)：427 - 435．

[13] 梁浩文，王月，陈小腾，等．3D 打印生物陶瓷人工骨支架的研究进展 [J]．粉末冶金技术，2022，40 (2)：100 - 109，117．

[14] 张文毓．3D 打印陶瓷材料的研究与应用 [J]．陶瓷，2020，6：40 - 44．

[15] 段钢，陈宏亮，郭开今，等．3D 打印 β - 磷酸三钙仿生骨支架修复兔股骨髁骨缺损 [J]．骨科临床与研究杂志，2020，5 (04)：243 - 250．